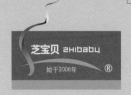

厨房里的养生系列

# 喝对了粥<br/>就是大补

孙树侠 著

中国人口出版社<br/>
China Population Publishing House<br/>
全国百佳出版单位

**图书在版编目（CIP）数据**

喝对了粥就是大补 / 孙树侠著. -- 北京 : 中国人口出版社, 2014.8

　　ISBN 978-7-5101-2423-5

　Ⅰ.①喝… Ⅱ.①孙… Ⅲ.①粥 – 食物养生 – 食谱 Ⅳ.①R247.1②TS972.137

　　中国版本图书馆CIP数据核字（2014）第067485号

## 喝对了粥就是大补

孙树侠　著

| | | |
|---|---|---|
| **出 版 发 行** | 中国人口出版社 |
| **印　　刷** | 北京缤索印刷有限公司 |
| **开　　本** | 787毫米×1092毫米 1 / 24 |
| **印　　张** | 6 |
| **字　　数** | 100千字 |
| **版　　次** | 2014年8月第1版 |
| **印　　次** | 2014年8月第1次印刷 |
| **书　　号** | ISBN 978-7-5101-2423-5 |
| **定　　价** | 29.90元 |

| | |
|---|---|
| **社　　长** | 陶庆军 |
| **网　　址** | www.rkcbs.net |
| **电 子 信 箱** | rkcbs@126.com |
| **总编室电话** | (010)83519392 |
| **发行部电话** | (010)83514662 |
| **传　　真** | (010)83519401 |
| **地　　址** | 北京市西城区广安门南街80号中加大厦 |
| **邮　　编** | 100054 |

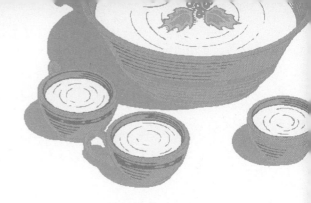

# 前言

　　现如今，不仅越来越多的老年人开始注重养生问题，就连年轻人也开始注重起来。提到养生，我们就不能不说到粥膳，"粥"被誉为第一补人之物，也是我们最常食用的一种饮食方式。而且，粥的最大好处就是，配方可以多种多样，合理搭配，营养全面。比如，蔬菜、水果、肉类、海鲜、干果等都可以放到粥中，不仅味道鲜美，而且食疗的效果非常显著。

　　《喝对了粥就是大补》是厨房里的养生系列丛书之一，该系列丛书还包括《家常便饭吃对了就是大补》和《喝对了汤就是大补》。

　　《喝对了粥就是大补》是中国食物营养与安全专业委员会会长孙树侠教授精心之作，按照人的体质分类法，详细解读不同体质的人群如何制作和选择适宜的粥膳。还按照"因时制宜、因地制宜"的原则，介绍了在不同的季节人们应该如何选择粥膳。

　　另外，这本书还介绍了一些常见病的粥膳食疗法，可以说这是一本家庭食疗、养生的工具书，对家庭的所有成员都适用。

归纳起来，这本书主要有以下特点：

1.分类合理，食疗保健内容一目了然。这本书的粥膳基本上涵盖了我们日常生活中的饮食所需，能够让您按照自己和家人的需求，根据不同的体质人群、不同的脏腑、不同的季节以及不同的常见疾病等，选择合适的粥膳。

2.详细介绍了食材功效、食材选购、食材食法，让您可以举一反三，融会贯通，不仅可以做出书中介绍的粥膳，还能够尝试DIY，熬制出更适合自己身体和口味的粥膳。

3.精选的粥膳图片让您一看就有自己动手尝试的欲望。同时，每款粥都有详细的制作步骤，易学易做。

# 目录
## contents

## 第1章

## 辨清体质喝对粥

> "健康是福利，人人都应该享受。"——孙树侠

# 第2章

## 调补脏腑喝对粥

> "健康是一种素质，素质就有待不断提高。"——孙树侠

# 第3章

## 一年四季喝对粥

> "健康是一种资源，凡是资源都要经营管理。"——孙树侠

# 第4章

## 强健身体喝对粥

"健康是财富，财富就不能浪费。"——孙树侠

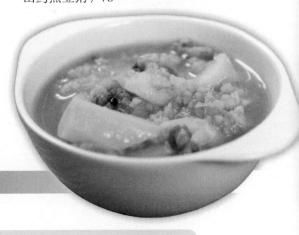

# 第5章

## 美容养颜喝对粥

"健康是和谐社会的基础，社会需要健康人去建筑。"——孙树侠

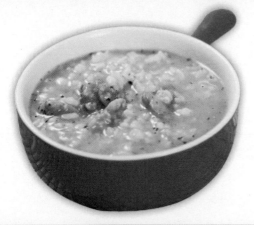

## 第6章

### 防病祛疾喝对粥

> "健康应与财富同在，事业同在。"——孙树侠

# 第 **1** 章
## 辨清体质喝对粥

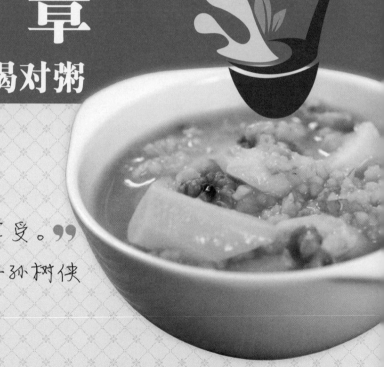

> 66 健康是福利，
> 人人都应该享受。99
>
> ——孙树侠

# 气虚体质者的滋补粥

气虚体质的人主要表现为：1.非常容易感冒；2.性格内向不爱动；3.稍微运动就出汗；4.舌质胖淡、舌苔白痕。

气虚体质者一般应选择健脾益气的食品，如小米、粳米、糯米、扁豆、菜花、胡萝卜、牛肉、兔肉、猪肚、鸡肉、鸡蛋、鲢鱼等。

## 山药白扁豆粥

### 原料

山药100克，白扁豆60克，大米60克

### 做法

1.山药去皮切块。

2.大米与白扁豆入锅，加水熬煮至将熟；放入山药煮至熟透即可。

### 功效

益气养阴，健脾化湿，固肾益精。

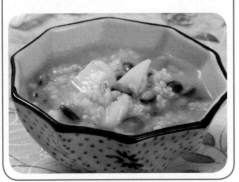

## 白扁豆食法要略

1.白扁豆既可以作为豆荚食用，也可以剥皮吃豆子。

2.白扁豆必须熟透才可食用，否则会引起中毒反应。

3.白扁豆不可多食，否则会引起胃腹胀痛。

## 孙树侠话粥膳

山药和白扁豆的完美结合，让这款粥的滋养、补虚功效发挥到了极致。中医认为，白扁豆有滋阴养胃、补脾益气、化湿祛暑等功效，还能提高人体的免疫力。因此，我建议气虚体质的朋友每天可以多喝此粥。

# 孙树侠话食材

## 【扁豆】

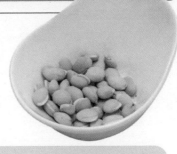

茎蔓生，小叶披针形，花白色或紫色，荚果长椭圆形，扁平，微弯。

味甘，性温，无毒。补养五脏，止呕吐。长久服食，可使头发不白，还可解一切草木之毒。

**宜**

扁豆+大枣：治疗百日咳。

扁豆+鸭肉：滋阴补虚，养胃益肾。

**忌**

扁豆+柑橘：易导致高钾血症。

## 如何选购白扁豆

1.市场上的白扁豆，一种是供蔬菜食用的嫩扁豆荚，因荚色不同，可以分为白扁豆、青扁豆、紫扁豆。一般以白扁豆为佳，其豆荚肥厚肉嫩，清香味美。另一种是供主食或药用的，主要食用干种子。干种子有白色、黑色、褐色或带花纹的几种。各种不同的种子有不同的营养保健功用，应根据用途挑选。

2.食用的白扁豆，应选择荚皮光亮、肉厚不显籽的嫩荚为宜；若荚皮薄、籽粒显、光泽暗则已老熟，只能剥籽食用。

# 葡萄枣杞糯米粥

## 原料

葡萄干20克，枸杞子10克，红枣10颗，糯米60克，冰糖适量。

## 做法

1.红枣去核。

2.将糯米入锅，加水烧开后，放入葡萄干、红枣、枸杞子、冰糖，用小火熬煮成粥。

## 功效

补益气血，健脾养胃，生津除烦，养心安神。

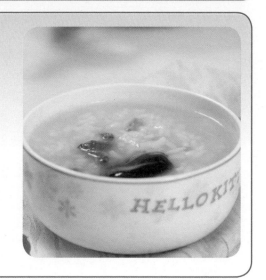

## 孙树侠话粥膳

我需要提醒大家的是，制作这款粥的时候一定要把红枣的枣核去掉，因为我之前接触过这样一些患者，他们在喝粥的时候枣核卡在了喉咙里，易发生危险。

## 糯米食法要略

1.糯米不宜做主食，比较适合做糕点和小吃类食物，还可用于酿酒。

2.一次不可吃得过多，因为糯米难以消化，儿童最好少吃。

3.糯米性温，质黏滞，阴虚内热者不宜食用。

# 孙树侠话食材

## 【糯米】

含有蛋白质、脂肪、糖类、钙、磷、铁、维生素$B_1$、维生素$B_2$、烟酸及淀粉等，营养丰富，为温补强壮食品，具有补中益气，健脾养胃，止虚汗的功效，对食欲不佳，腹泻有一定缓解作用。

 **宜** 糯米+葡萄干：补气补虚。

糯米+山药+黑芝麻：健脾养胃，补益肝肾。

 **忌** 糯米+苹果：消化不良。

## 如何挑选糯米

我们应该选择米粒较细长，颗粒均匀，颜色白皙，有米香，无杂质的。如果碎粒很多，颜色发暗，混有杂质，闻不到糯米特有的清香味，说明糯米存放的时间过久，不宜选购。

## 糯米的储存方法

糯米保存的方法和保存大米的方法是一样的，可以放在干燥、密封效果好的容器内，还要放置在阴凉处保存。

# 阴虚体质者的滋补粥

阴虚体质的人主要表现为：1.经常口渴，喉咙干；2.容易失眠，头昏眼花，心烦气躁，脾气差；3.皮肤枯燥无光泽、形体消瘦等；4.舌红少苔。

阴虚体质者宜多吃清补类食物和甘凉滋润、生津养阴的食品，忌吃辛辣刺激性、温热香燥和煎炸炒爆的食物。

## 莲子粥

**原料**

大米50克，莲子30克。

**做法**

1.将莲子洗净，用温水浸泡5个小时，备用。

2.将大米淘洗干净后与莲子一起倒入锅中，加水，小火熬煮成粥即可。

**功效**

养心安神，补虚损，强筋骨。

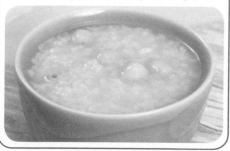

### 如何挑选大米

1.看：新米的色泽呈现透明玉色状，未熟粒米可以看见青色；新米两端的颜色呈乳白色或淡黄色，而陈米两端的颜色较深或者是咖啡色。

2.闻：新米有一股浓浓的清香味，陈米少清香味，存放了一年以上的陈米只有米糠味，没有清香味。

### 孙树侠话粥膳

这款粥具有健脾补肾，利尿消肿的功效。适用于脾虚食少、便溏、乏力、肾虚尿频、遗精、心虚失眠、健忘、心悸等症，非常适合病后体弱者食用，也可作为保健强身的食疗方。

# 孙树侠话食材

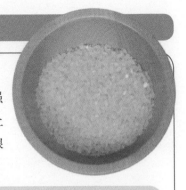

## 【大米】

味甘性平，具有补中益气、健脾养胃、益精强志、和五脏、通血脉、聪耳明目、止烦、止渴、止泻的功效，称誉为"五谷之首"，是中国的主要粮食作物。

 **宜**　大米+杏仁：辅助治疗痔疮、便血。

大米+绿豆：清热解毒、利尿消肿、润喉止渴。

 **忌**　大米+蜂蜜：易引起胃疼。

## 大米食法要略

1.优质的大米颗粒整齐，富有光泽，干燥无虫，无沙砾、米灰及碎米，闻起来有清香味。

2.大米适合蒸着吃，不适合做捞饭，因为捞饭会损失大量的维生素，煮粥时放碱也会损失维生素。

3.大米中的糙米比精米更有益于糖尿病患者食用，因为只有糙米才保留着大米的精华——胚芽，而精米在加工的过程中，胚芽、矿物质、膳食纤维等营养精华会流失，因此糖尿病患者要糙米、精米搭配起来吃，以保证营养平衡。

4.精米和小米等粗粮掺在一起做成米饭，能够延缓餐后血糖上升的速度。

5.大米适合跟瘦肉、菠菜、马齿苋、萝卜、绿豆、山药等一起做粥吃。

# 榛子枸杞子粥

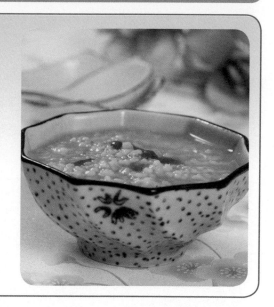

## 原料

榛子仁30克，枸杞子15克，粳米50克。

## 做法

1.将榛子仁捣碎，备用。

2.将捣好的榛子仁与枸杞子一同加水煎汁，去渣后与粳米一同用小火熬成粥即成。

## 功效

养肝益肾，明目丰肌。

## 孙树侠话粥膳

这款粥的做法相对简单方便一些，而且做起来时间也比较短。榛子和粳米的巧妙搭配，让二者的营养可以更充分地发挥出来，突出了这款粥膳的补益功效。

## 榛子的食法要略

1.榛子吃法很多，如炒、做菜、做包子或西点的馅料，还可做成羹。

2.吃榛子应细嚼慢咽，否则容易滞气，而且难以消化。

3.榛子含有丰富的油脂，因此，胆功能严重不良、泄泻便溏者不宜吃榛子。

# 孙树侠话食材

## 【榛子】

具有补肾强筋、益脾健胃、活血止血、益肝明目等功效，还能增强机体免疫力，是抗衰老、益寿延年的滋补佳品，常食有较好的补益作用。

 **宜**　榛子+鸡肉：加强造血功能。

 **忌**　榛子+牛肉：降低营养，不利于吸收。

榛子+杏仁：易引起胃痛。

## 如何挑选榛子

1.看颜色：榛子外壳以光泽红润为好，如果无光泽或颜色过深，则表明内部已变质，还有可能是陈年榛子。

2.看绒毛：新鲜榛子尾部绒毛较多，而陈年榛子表皮光滑，绒毛偏少。

3.用手捏：捏起来手感坚硬的，则表示榛子内部果肉丰满，如果榛子壳能轻易捏扁，有可能内部已变质。

4.闻气味：好的榛子闻起来有清香味，坏的榛子有明显的腐烂味道。

# 阳虚体质者的滋补粥

阳虚体质的人主要表现为：1.形体白胖或面色淡白无华；2.平素怕寒喜暖、四肢倦怠、小便清长；3.脉沉乏力、舌淡胖。

阴虚体质者要适当进食一些温补的食物，如干姜、板栗、腰果、松子、牛肉、羊肉、核桃仁、花生、胡椒、花椒、虾米、豆蔻、南瓜、胡萝卜、山药、黄豆芽等。

## 韭菜粳米粥

### 原料

新鲜韭菜30～60克，或用韭菜籽5～10克，粳米100克，食盐少许。

### 做法

1.取新鲜韭菜洗净切段，或取韭菜籽研为细末。

2.先煮粳米为粥，待粥沸后，加入韭菜或韭菜籽细末、食盐，同煮10分钟。

### 功效

主治脾肾阳虚导致的早泄、阳痿、小便清长、腰膝酸软等。

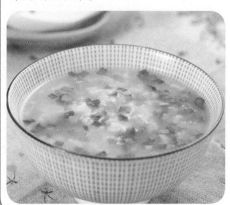

## 孙树侠话粥膳

小小的一碗清粥，功效却是非常多的。此粥更被称为对男人最好的六种补肾粥之一，因此，非常适合肾阳虚所致的阳痿、早泄、小便清长、腰膝酸软、腹中冷痛、泄泻等症状的人食用。

# 孙树侠话食材

## 【韭菜】

味甘、辛、性温、无毒。含有挥发油及硫化物、蛋白质、脂肪、糖类、B族维生素、维生素C等，有健胃、提神、温阳的作用。

 **宜**　韭菜+鸡蛋：对阳痿、尿频、肾虚有辅助治疗作用。

 **忌**　韭菜+白酒：易出血。
韭菜+牛肉：容易引起中毒。

## 如何挑选韭菜

1.看外表：韭菜以叶肉肥厚，叶片挺直，叶色鲜嫩、翠绿有光泽，不带烂叶、折叶、黄叶、干尖，无斑点的为好。

2.检查捆扎的松紧度：韭菜通常要经过捆扎才能运输，一般腰部紧的新鲜，松的不新鲜；也可以用手抓住韭根抖一抖，叶子发飘的新鲜，叶子飘不起来的不新鲜。

3.看割口：查看一下韭菜根部的割口是否整齐，如果整齐则是新鲜的韭菜，如果中间长出芯来，则不新鲜。

## 韭菜食法要略

1.韭菜食用方法很多，凉拌、爆炒、做馅料，既可作主料，又可作辅料。

2.隔夜的熟韭菜不宜再吃。

# 杏仁大枣粥

## 原料

杏仁20克，大枣10克，粳米50克。

## 做法

1.大枣洗净，去核，备用。

2.粳米淘洗干净，加入适量水入锅，放入大枣、杏仁，烧沸。

3.用小火熬煮至黏稠即可。

## 功效

补中益气，健脾养胃，润肠，止咳，补气。

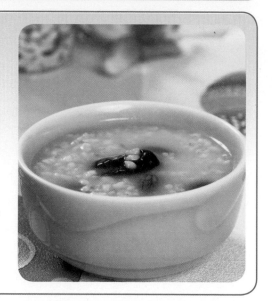

## 孙树侠话粥膳

杏仁润肺，止咳，有显著的美容功效；红枣益气养血，健脾益胃，补血安神。所以这款粥不仅是滋补的养生粥，还是美容养颜的美白粥，女性朋友可以经常食用。

## 杏仁的存储方法

1.没有开封的罐装杏仁储藏在干爽的环境中，保质期可长达两年。如果是开封了的罐装杏仁则应置于不透风的储物罐中。

2.在干燥、凉爽的储存环境中，杏仁最佳食用期为3个月。

3.杏仁还适合存放到冰箱里，冷藏可以显著延长保质期。

# 孙树侠话食材

## 【杏仁】

具有润肺生津、健脾开胃、止咳平喘等功效，适宜于气管炎、伤风咳嗽、便秘、粉刺、外阴瘙痒、炎症、癌症等疾病的辅助治疗。

 **宜**　　杏仁+大枣：润肺化痰。

 **忌**　　杏仁+小米：易引起呕吐。

杏仁+胡萝卜：破坏胡萝卜素。

## 如何挑选杏仁

1.看颜色：表皮颜色浅的，是当年的、比较新鲜的杏仁；颜色发暗或深色、褐色的，一般是时间比较长的杏仁，尽量不要购买。

2.杏仁的外形大小：颗粒饱满的，并且"个头"大的，是当年的或者是比较新鲜的，相反，外形干瘪，紧缩的，颗粒偏小的，一般时间比较长。

3.味道：尝一尝口感，如果有一种"哈喇"味，或口感不香，不清新，一般是时间比较长了，尽量不要购买。

## 杏仁的食法要略

杏仁有甜杏仁、苦杏仁之分。甜杏仁一般可作为休闲小吃。苦杏仁含有毒性成分，吃时需用开水浸泡后再煮熟后才能食用，而且不能多吃。

# 血瘀体质者的滋补粥

血瘀体质的人主要表现为：1.面色晦暗，口唇发暗，眼睛红丝盘睛；2.皮肤干燥，有色斑；3.出现健忘，记忆力下降，有时会心烦；4.舌质紫暗，脉沉涩。

血瘀体质者应多食活血、散结、行气、疏肝解郁作用的食物，少食肥肉等滋腻之物。

## 茄子肉粥

**原料**

茄子150克，肉末30克、大米100克，植物油10克，鸡精、食盐各适量。

**做法**

1.茄子切丝，焯一下，沥去水分备用。

2.起锅，倒入植物油，放入肉末、茄丝煸炒；快熟时，加入鸡精、食盐翻炒出锅。

3.将大米熬成粥后，拌入炒好的肉末茄丝即可。

**功效**

清热活血，消肿止痛。

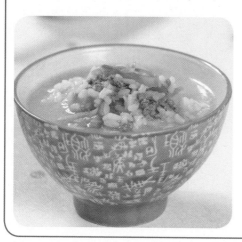

## 孙树侠话粥膳

我们在处理食材的时候，尽量不要削去茄子的紫皮，因为茄子皮含有丰富的维生素E和维生素P，这两种维生素对软化血管及提高身体免疫力大有好处。另外，尽量不要食用秋后的老茄子，因为其含有较多的茄碱，对人体有害。

# 孙树侠话食材

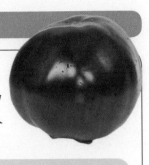

## 【茄子】

性寒凉，所以夏天食用，有助于清热解暑，对于容易长痱子、生疮疖的人尤为适宜。消化不良、容易腹泻的人不宜多食。

 茄子+大米：辅助治疗黄疸型肝炎。

茄子+黄豆：补益身体。

 茄子+螃蟹：易引起中毒。

## 鉴别茄子老嫩的方法

嫩茄子的颜色乌黑，皮薄肉松，重量小，籽嫩味甜，籽肉不易分离，而且在花萼下面有一片绿白色的皮。而老茄子颜色光亮光滑，皮厚而紧，肉籽容易分离，重量大。

## 茄子食法要略

1.茄子的食用方法很多，如凉拌、热炒、油炸、烧烤、蒸制、干制等。

2.吃油炸茄子时最好挂上浆，这样就会减少营养物质的流失，还能让口味更加香美。

3.茄子切开后容易发黑，如果把它放在食盐水中浸泡一会就能很好地避免发黑情况了。

# 川芎薏苡仁粥

**原料**

川芎10克，薏苡仁50克，粳米60克。

**做法**

1.川芎用水熬煮半个小时，去渣留汁。

2.放入薏苡仁、粳米，共煮成粥即可。

**功效**

活血行气，祛风止痛。川芎对糖尿病视网膜病变有较好的辅助疗效。

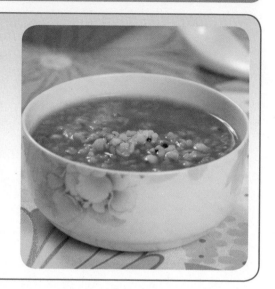

## 孙树侠话粥膳

川芎具有活血行气，祛风止痛等功效；薏苡仁具有健脾，补肺，清热，利湿的功效。二者一起搭配熬成粥，活血化瘀的作用就更加明显了，非常适合血瘀体质的人食用。

### 川芎的特性

川芎是一种中药植物。夏季当茎上的节盘显著突出，并略带紫色时采挖，除去泥沙，晒干，之后再去须根。经常用于活血行气，祛风止痛，主要栽培于四川、云南、贵州、广西、湖北等地。

# 孙树侠话食材

## 【川芎】

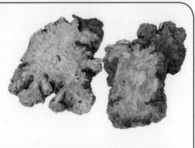

具有活血行气，祛风止痛等功效。适用于月经不调，经闭痛经，癥瘕腹痛，胸胁刺痛，跌仆肿痛，头痛，风湿痹痛等病的治疗。川芎还具有改善微循环、抑制血小板聚集、抗血栓、利尿等作用。

 宜

川芎+当归：治月经不调、闭经、痛经。

川芎+独活：治风湿痹痛。

 忌

川芎为中药材，安全食用配伍应听从医生的建议。

## 川芎食法要略

1.品质好的川芎个大、饱满，质坚实，断面颜色为黄白色，油性大，香气浓。

2.川芎可与其他药物、食物配伍，制成药膳食用。

3.要根据医生的建议服用川芎。

4.妇女月经期间不宜服用川芎。

5.服用川芎药膳后不要马上饮绿茶，因绿茶性凉，会减弱川芎的功效。

# 痰湿体质者的滋补粥

痰湿体质的人主要表现为：1.体形肥胖，腹部肥满松软；2.面部皮肤油脂较多，多汗且黏，胸闷，痰多；3.容易困倦，平素舌体胖大，舌苔白腻或甜，舌边常有齿痕；4.性格偏温和、稳重，多善于忍耐。

痰湿体质者日常饮食应以清淡为主，每餐宜吃七八分饱，不宜多饮酒，多吃蔬菜、水果，特别是具有健脾利湿、宣肺祛痰的食物，比如，萝卜、紫菜、冬瓜、赤小豆、扁豆等。

## 车前子山药粥

**原料**

车前子30克，山药100克，大米80克。

**做法**

1.将车前子煎煮，取汁。

2.用车前子汁将大米、山药熬煮成粥食用即可。

**功效**

滋阴润燥，利水行湿。

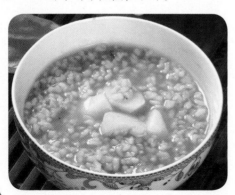

### 车前子的营养价值

车前子含有车前子多糖、车前子酸等物质，能促进尿酸的排泄，对痛风合并高血压病有一定的辅助疗效。

# 孙树侠话食材

## 【车前子】

味甘，性寒；归肺经、肝经、肾经、膀胱经；清热利尿，渗湿止泻，明目，祛痰；主治小便不利，淋浊带下，水肿胀满，暑湿泻痢，目赤障翳，痰热咳喘等。

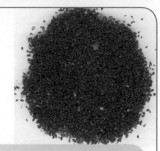

 车前子+紫菜：辅助治疗水肿、湿脚气。

 车前子泻肝肾火，通淋利尿，不宜与补益类食材搭配。

## 孙树侠话粥膳

这款粥营养价值非常高，而且做法简单，不仅适合痰湿体质的人食用，还可以辅助治疗儿童腹泻。但是需要注意的是，如果孩子的腹泻问题严重，还是要及时去医院进行治疗，以免延误病情，给孩子的身体造成伤害。

### 车前子食法要略

车前子可代茶饮；也可与其他食物搭配食用。孕妇忌用车前子。

### 车前子性状

车前子表面为黑褐色或黄棕色。气微香，味微咸。呈椭圆形或不规则长圆形，稍扁，长2毫米，宽1毫米。放大镜下观察，可见细密网纹，种脐淡黄色，椭圆凹窝状。气味无，嚼之带黏液性。以粒大、色黑、饱满者为佳。

# 南瓜粥

**原料**

南瓜150克，大米80克。

**做法**

1.南瓜切块，大米淘洗干净。

2.大米入锅，加水烧沸。

3.放入南瓜同煮成粥即可。

**功效**

养阴生津，补中益气，利尿通便，尤其适用于肥胖者及中老年人便秘者。

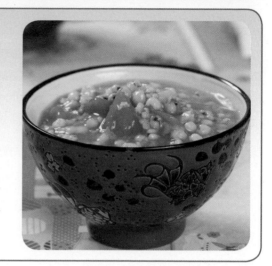

## 孙树侠话粥膳

此款粥除了适合痰湿体质的人食用之外，还非常适宜6～9个月的婴儿食用，不仅如此，肠胃不适的人和中老年人也可以食用。因此可以说，这款粥几乎适合所有的人，大家不妨抽空学习熬制，为自己的餐桌增添一道美味。

### 南瓜的食法要略

1.食用南瓜最好不要削皮，因为南瓜皮中含有丰富的胡萝卜素和维生素。

2.南瓜只要没有外伤，相貌丑陋一点没有关系，所谓"歪瓜"更好吃。

# 孙树侠话食材

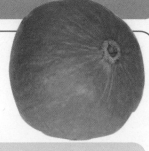

## 【南瓜】

是一种碱性食物，热量低，含钾元素较多，能够促进尿酸排泄，对防治痛风合并肥胖症、糖尿病有一定的辅助疗效。

 **宜**　南瓜+大枣：补脾益气，解毒止渴。

南瓜+莲子：通便排毒，清理肠道。

 **忌**　南瓜+菠菜：破坏菠菜中的维生素C。

南瓜+辣椒：降低营养价值。

## 如何挑选南瓜

1.看瓜子：南瓜子呈扁平形状，南瓜的品质通常会比较差，一般瓜子饱满、没有裂开的比较好。

2.看外表：新鲜的南瓜外皮和质地很硬，用指甲掐果皮，不留指痕，表面比较粗糙。

3.颜色：南瓜表皮颜色以色泽金黄微微泛红，或颜色深绿的为好。

4.切面：南瓜的切面要紧致、有光泽，会散发出一种特殊的清香，瓜瓤也要完好。

5.掂重量：南瓜重量以拿起时有沉手感的较好。

6.瓜肉：切开的南瓜，要选择瓜肉橘黄、颜色鲜浓的，这样的南瓜营养成分含量高。

# 气郁体质者的滋补粥

气郁体质的人主要表现为：1.神情忧郁，烦闷不乐；2.多愁善感，焦躁不安；3.经常无缘无故地叹气，容易心慌，容易失眠；4.容易受到惊吓，遇事容易感到害怕。

气郁体质者应选用具有理气解郁、调理肝脾功能的食物，比如，大麦、荞麦、萝卜、洋葱、菊花等。少食收敛酸涩的食物，比如，石榴、柠檬等，更不要多食冰冷的食品和饮料。

## 橘皮粥

### 原料

粳米100克，橘皮20克，红糖适量。

### 做法

1.粳米提前用水浸泡20分钟，锅中放水烧开，放入粳米煮开。

2.橘子洗净，剥去橘皮，稍微刮去一些内膜切成丝。

3.把橘皮加入粥中继续用中小火炖煮。煮到粥稠即可，食用时加入红糖调匀。

### 功效

调理胃肠，益气安神。

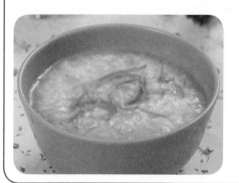

### 孙树侠话粥膳

这款粥适用于肺阴受伤、肺燥咳嗽、干咳少痰或无痰、高热病后、烦渴、口干舌燥、阴虚低热不退，还可以用于气郁体质者的辅助食疗方法。

# 孙树侠话食材

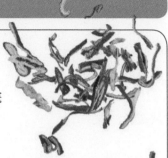

## 【橘皮】

橘皮，又称陈皮，性温，味辛、味苦。入脾经、胃经、肺经。理气健脾，调中，燥湿，化痰。主治脘腹胀满或疼痛、消化不良、胸闷腹胀、纳呆便溏等。

橘皮+鲈鱼：调养脾胃、气血双补。

橘皮+黄豆芽：清肺热，除黄疸，利小便。

气虚及阴虚燥咳患者不宜食用。

## 如何挑选橘皮

1.从手感区分：特别在梅雨天时，需要用手去感触橘皮，年份越短，皮身就越软，因为短年份的橘皮仍含有大量果糖和水分，所以易受潮软身；而年份越长的橘皮，皮身的手感就越硬，容易碎裂。

2.从气味区分：橘皮具有三种气味（香、陈、醇）。3~8年的橘皮闻着带刺鼻的香气，并且带果酸味，甜中带酸；9~20年的橘皮气味闻着清香扑鼻，醒神怡人，没有果酸味；20~40年的橘皮闻着是纯香味，甘香醇厚；50年以上的橘皮更是弥足珍贵。

3.从颜色区分：年份短的橘皮内表面呈雪白色、黄白色，外表面呈鲜红色、暗红色；年份长的橘皮内表面古红或棕红色，外表面棕褐色或黑色。

# 黑芝麻大枣粥

### 原料

红枣10颗，大米60克，黑芝麻20克。

### 做法

1.将黑芝麻炒熟，研成末。

2.将大米洗净入锅，加水烧沸，煮至将熟时放入红枣熬熟。食用时加入黑芝麻，调匀即可。

### 功效

润肺止咳、益气补血，对肺燥咳嗽、便秘有辅助疗效。

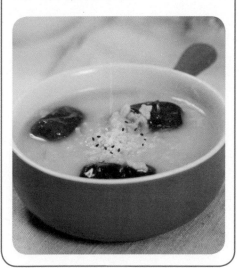

## 芝麻食法要略

1.芝麻有黑白两种，食用以白芝麻为好，补益药用则以黑芝麻为佳。

2.芝麻可榨成芝麻油、做糕点，做成芝麻糊、芝麻酱，与其他蔬菜搭配做冷盘等。

3.芝麻外面有一层稍硬的膜，把它碾碎才能使人体吸收到营养，所以整粒的芝麻最好经加工后食用。

## 孙树侠话粥膳

我们在熬红枣粥的时候加入一些黑芝麻，可以帮助改善皮肤的弹性，使皮肤更细致。有这样的功效则是因为黑芝麻当中含有丰富的B族维生素和维生素E，也是很多气郁体质者的补益佳品。

# 孙树侠话食材

## 【黑芝麻】

具有补肝肾、滋五脏、益精血、润肠燥，对气郁不疏沏积代谢有较好的清除作用。

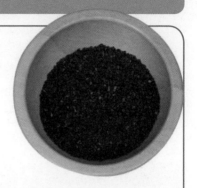

黑芝麻+海带：养颜、抗衰老。

黑芝麻+桂圆：补血、养颜、抗衰老。

黑芝麻+黄瓜：易引起腹泻。

黑芝麻+巧克力：影响消化吸收。

## 如何挑选黑芝麻

1.看颜色：染过色的黑芝麻又黑又亮、一尘不染；而没有染色的黑芝麻深浅不一，还会有个别白芝麻。

2.闻味道：没染色的黑芝麻有股芝麻的香味，染过色的黑芝麻不仅不香，还可能有股墨臭味。

3.试一试：用餐巾纸蘸点水一搓，正常黑芝麻不会掉色，如果纸马上变黑了，肯定是染色的黑芝麻。

# 特禀体质者的滋补粥

特禀体质的人主要表现为：1.经常鼻塞、打喷嚏、流鼻涕，容易患哮喘；2.容易对药物、食物、气味、花粉、季节过敏；3.皮肤常因过敏出现紫红色瘀点、瘀斑。

特禀体质者应该多吃益气固表的食物，最好经常吃糙米、蔬菜和蜂蜜，尽量不吃或者少吃含致敏物质的食物，以免引起过敏。

## 胡萝卜粥

**原料**

胡萝卜100克，大米60克。

**做法**

1.胡萝卜洗净、切丁。

2.胡萝卜丁与大米一同放入锅中，

加水熬煮成粥即可。

**功效**

降糖降脂，健脾理气，用于脾胃失调、湿浊内蕴证。

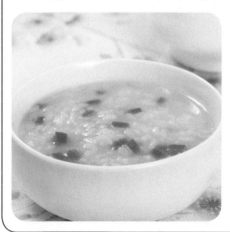

### 胡萝卜食法要略

1.胡萝卜是脂溶性物质，应与肉或油搭配，这样胡萝卜素的保存率可高达95%，更易被人体吸收利用。而生吃胡萝卜会使90%的胡萝卜素损失掉。

2.胡萝卜用清水洗净，用高压锅煮熟，食用后具有良好的降脂作用。

## 孙树侠话食材

### 【胡萝卜】

　　具有润燥安神，明目护眼等功效。对细菌性痢疾、食欲不振、贫血、高血压病、肥胖症等病均有较好的食疗功效。

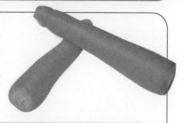

 **宜**
　　胡萝卜+羊肉：温补脾胃，益肾助阳。
　　胡萝卜+豆芽：利水，清热去湿。

 **忌**
　　胡萝卜+白酒：易损耗肝脏。
　　胡萝卜+大枣：破坏维生素C。

## 孙树侠话粥膳

　　这款营养粥的色泽鲜艳，口感软糯香甜，非常适合特禀体质的人食用。在这款粥中，最主要的食材是胡萝卜，而胡萝卜中含有大量的胡萝卜素，能够有效抵御和改善过敏情况，特别是对于皮肤瘙痒有辅助治疗作用。

### 如何挑选胡萝卜

　　1.外表：在挑选的时候要仔细观察胡萝卜的外表有没有裂口、虫眼、外表光滑，没有伤痕。

　　2.大小：在挑选的时候，不要挑选过大的，中等偏小的就可以。

　　3.外形：建议挑选一些圆柱形的。

　　4.颜色：要挑选颜色亮堂的。

　　5.重量：要挑选稍微沉一些的胡萝卜。

# 阳盛体质者的滋补粥

　　阳盛体质的人主要表现为：1.形体壮实，面赤时烦，声高气粗；2.喜凉怕热，口渴喜冷饮；3.小便热赤，大便熏臭；4.脉洪数有力，舌红苔薄黄。

　　阳盛体质者忌辛辣燥烈食物，比如，辣椒、姜、葱等；对于牛肉、狗肉、鸡肉、鹿肉等温阳食物也要尽量少吃。应该多吃水果、蔬菜，比如，香蕉、西瓜、柿子、苦瓜、番茄、莲藕等。

## 白萝卜粥

### 原料

白萝卜50克、大米25克、红糖10克。

### 做法

1.将白萝卜洗净切成丁。

2.大米洗净。

3.将大米与白萝卜丁一起放锅中，加入适量清水与红糖，大火烧开。

4.转小火熬30分钟即可。

### 功效

养胃、消食，强健身体。

### 白萝卜食法要略

　　1.入秋后应适当多吃点白萝卜，这样可以消除夏季人体中郁积的毒热之气。

　　2.吃白萝卜时最好不要削皮，因为钙元素在萝卜皮中含量最多。

　　3.大便溏稀、脾胃虚寒者应少吃或不吃白萝卜，因为白萝卜性寒。

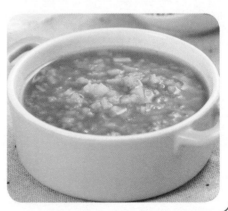

# 孙树侠话食材

## 【白萝卜】

味甘、辛、性凉，入肝经、胃经、肺经、大肠经;具有清热生津、凉血止血、下气宽中、消食化滞、开胃健脾、顺气化痰的功效；主要用于腹胀停食、腹痛、咳嗽、痰多等症。

 宜　白萝卜+白菜：解渴利尿、助消化。

 忌　白萝卜+木耳：容易得皮炎。

白萝卜+菠萝：容易造成甲状腺肿大。

## 孙树侠话粥膳

很多人都喜欢吃白萝卜粥，营养丰富，味道鲜美，做法也简单。而且此粥还能外带，更是上班族非常好的午饭，另外，自己动手做白萝卜粥经济又实惠。

## 如何挑选白萝卜

1.看颜色：新鲜白萝卜，色泽嫩白。

2.掂分量：新鲜白萝卜掂起来比较重，捏起来表面比较硬实，反之，则表明白萝卜不新鲜。

3.看根须：如果白萝卜最前面的须是直直的，大多情况下，白萝卜是新鲜的；反之，如果白萝卜根须部杂乱无章，分叉多，就有可能是糠心白萝卜。

4.看表面的气眼小孔：如果白萝卜表面的气眼排列均匀，并在一条直线上，这是甜心白萝卜，反之，则可能会有些辣味。

## 大蒜粥

### 原料

紫皮大蒜30克，粳米100克。

### 做法

1. 紫皮大蒜去皮，放沸水中煮1分钟捞出。

2. 将粳米放入煮蒜水中煮成稀粥，再将蒜放入，同煮为粥即可。

### 功效

降糖、下气健胃、解毒止痢。

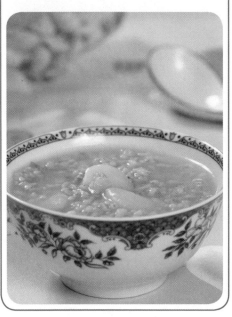

## 孙树侠话食材

### 【大蒜】

具有杀菌、解毒、消炎等功效，对大肠杆菌、痢疾杆菌、霍乱病菌及各种病菌有较强的抗菌杀菌作用。大蒜还能提高肝脏解毒能力、延缓衰老、预防流感、抗癌等。

宜　大蒜+瘦肉：消除身体疲劳、增强体质。
大蒜+醋：杀菌。

忌　大蒜+葱：易伤害脾胃。
大蒜+芒果：易造成胃肠不适。

## 孙树侠话粥膳

大蒜粥具有下气、消炎、健胃、止痢等功效，非常适合急慢性痢疾等病症的人食用。但是我要提醒大家的是，患有慢性胃炎及胃与十二指肠溃疡的老人千万不要食用。

# 第2章

## 调补脏腑喝对粥

> 66 健康是一种素质，
>   素质就有待不断提高。99
>
> ——孙树侠

# 安神养心滋补粥

养心的饮食原则：养心主要是针对心之气血的不足，或者是亏损而食用一些具有滋养补益作用的食品，从而可以有效预防心悸、健忘、失眠、多梦等症。

## 二米红枣粥

**原料**

小米60克，大米80克，红枣10颗。

**做法**

1.将大米、小米淘净，放入锅中，加水煮至将熟。

2.放入红枣用小火熬煮至熟烂，即可。

**功效**

宁心安神，益智健脑。

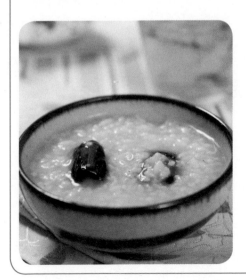

## 孙树侠话粥膳

小米和红枣都是我们很容易买到的两种食材，而且红枣是补气养血的佳品，同时又物美价廉，我们只要学会此粥膳，就无需购买昂贵的补品，完全可以通过红枣达到养生保健的功效。

# 孙树侠话食材

## 【红枣】

红枣是一种营养佳品，被誉为"百果之王"，含有丰富的维生素A、B族维生素、维生素C等人体必需的多种维生素和氨基酸、矿物质。红枣味甘性温，入脾经、胃经，有补中益气，养血安神，缓和药性的功能。

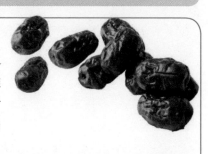

 **宜**　红枣+黄豆：补益身体。
红枣+山药：健脾益胃，润肤养颜。

 **忌**　红枣+虾：易引起中毒。

## 红枣食法要略

1.红枣直接吃、做馅、做糕点、熬粥、炖汤都可以，红枣还能做蜜饯、枣糕、枣奶等。

2.生吃红枣时最好吐皮，因为枣皮容易粘在肠道中不易排出，如果炖汤或熬粥，最好连皮一块吃。

3.干枣营养价值虽说大打折扣，却能较长时间储存，适合煮粥或煲汤。

4.霉烂的红枣不宜吃，以免中毒。

5.红枣不宜多吃，否则会引起腹胀和胃酸。

6.小儿疳病或痰热患者忌食红枣。

# 苹果牛奶粥

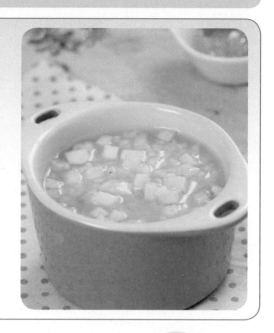

### 原料

苹果1个（200克），牛奶500毫升，大米60克。

### 做法

1.苹果去皮切丁，锅中放入大米，加水熬煮成粥。

2.把牛奶、苹果丁放入，小火烧沸即可。

### 功效

降糖降压，生津止渴，健脾益胃，养心益气。

## 孙树侠话粥膳

有很多朋友在做这款粥的时候，喜欢把苹果煮得很烂，其实我不建议大家这样做，因为脆脆的苹果反而能够凸显牛奶的清香，还能够解除牛奶的腻味，吃起来口感更好。

## 苹果食法要略

1.苹果可榨汁喝，但直接吃最好。

2.吃苹果要细嚼慢咽，这样既利于消化，又能使苹果的营养价值得以发挥。

3.不要在饭前吃苹果，以免影响食欲。

# 孙树侠话食材

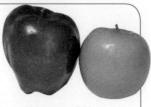

## 【苹果】

　　具有生津止渴、健脾益胃、润肺止咳、养心益气、清热化痰、解暑、止泻、润肠等功效。常食苹果可滋润皮肤，抑制黄褐斑。每天吃1～2个苹果还能够保持大便畅通。苹果还能够改善呼吸系统功能和肺功能，以及防癌、消除压抑感等。

 苹果+茶叶：减少心脏病发病率。
　　苹果+牛奶：解暑、止泻，生津除热。

 苹果+海产品：容易引起消化不良。

## 如何挑选苹果

　　1.苹果的表面要光滑，没有虫眼，没有干枯。

　　2.颜色不能特别红，粉色最好，还不能红成一片，要挑有许多红丝的苹果。

　　3.不要挑选绿里透一点点红的，这样的苹果往往味道寡淡。

　　4.用鼻子闻一下，好吃的苹果会有一股甜甜的清香，没有化学制剂的味道。

　　5.如果苹果带着蒂，一定要选蒂比较绿的，蒂枯黄的，说明苹果已经不新鲜了。

# 滋阴润肺滋补粥

养肺要做到内心宁静，神志安宁，心情舒畅，千万不要悲忧伤感，即使遇到伤心的事情，也应该主动给予排解，与此同时还需要收敛神气，以适应秋天的容平之气。

## 杏仁莲子粥

### 原料

杏仁40克（炒熟后去皮），莲子30克，大米80克。

### 做法

1.将大米、莲子淘洗干净入锅，再放入杏仁。

2.加适量水，大火烧开后改用小火熬煮至熟，即可食用。

### 功效

润肺生津、健脾开胃、降血脂。

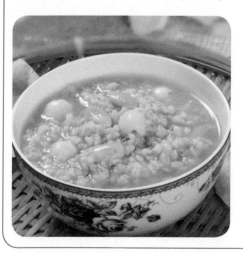

## 孙树侠话粥膳

养肺的方法有很多种，通常以饮食补水、防燥护阴、滋阴润肺为宜。大家更多的也是选择多喝水，多吃时令鲜果蔬，其实，除此之外我们还可以多煮一些柔润的汤粥润肺，这款粥的滋阴润肺功效就非常显著。

# 孙树侠话食材

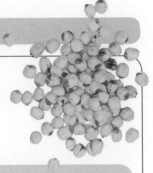

## 【莲子】

　　鲜者甘、涩、平、无毒；干者甘、温涩、无毒。清心醒脾，补脾止泻，养心安神明目，补中养神，健脾补胃，止泻固精，益肾涩精止带。

 莲子+猪肚：对气血两虚和身体瘦弱者有补益功效。

莲子+木瓜：对产后失眠、多梦有辅助治疗作用。

 莲子+牛奶：容易引起便秘。

## 如何挑选莲子

　　1.看颜色：漂白过的莲子一眼看上去就是泛白的，并且全部颜色一样，很漂亮，而天然的、没有漂白过的莲子是有点带黄的。

　　2.闻味道：漂白过的莲子没有天然的那种淡香味，甚至会有刺鼻的气味。

　　3.听声音：很干的莲子一把抓起来有"咔咔"的响声，很清脆，适合购买。

## 莲子食法要略

　　1.莲子一般做汤羹食用，也可做成甜点、蜜饯。

　　2.莲子适合与补益食物搭配，具有健脾胃、安心神、助消化、降血压的功效。

　　3.莲子具有收敛作用，脘腹闷胀、便秘者不宜食用。

# 绿豆西瓜粳米粥

## 原料

西瓜瓤20克，绿豆40克，粳米50克。

## 做法

1.西瓜瓤切成小块，绿豆洗净后浸泡2小时，备用。

2.粳米淘洗干净后与绿豆一起入锅加水煮。

3.等豆熟米稠，放入西瓜瓤搅拌均匀后即可盛出。

## 功效

降压降脂，滋阴润燥，清热解毒，利尿除湿。

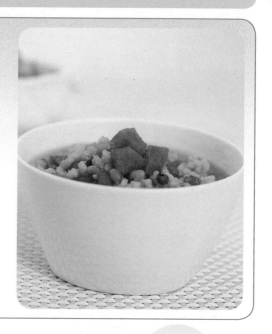

# 孙树侠话粥膳

绿豆西瓜粳米粥是当下最流行的一款粥膳，不仅便宜实惠，而且有助于消化，滋养肺脏。绿豆味甘性寒，具有清热解毒、止渴消暑、利尿的功效。与粳米共煮，祛暑消烦、生津止渴的效果更好。

## 粳米食法要略

1.粳米做成粥更易于消化吸收，但制作米粥时千万不要放碱，因为米是人体维生素B$_1$的重要来源，碱能破坏米中的维生素B$_1$。

2.制作米饭时一定要"蒸"，不要"捞"，因为捞饭会损失掉大量维生素。

# 孙树侠话食材

## 【粳米】

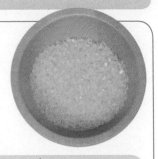

粳米性平、味甘，归脾经、胃经；具有补中益气，平和五脏，止烦渴，止泄，壮筋骨，通血脉，益精强志的功效；主治泻痢、胃气不足、口干渴、呕吐、诸虚百损等。

 **宜**　粳米+鲤鱼：开胃健脾，消除寒气。

粳米+核桃：温补精髓，养血健脑。

 **忌**　粳米+马肉：容易引发肿瘤。

---

## 如何挑选粳米

1.外观：米粒洁白，略呈透明，有光泽的则是优质新米；如果米粒颜色泛青，米灰较重，碎米掺杂，则说明粳米的质量较差或者存放时间较长。

2.胚芽：如果胚芽颜色为乳白色或淡黄色，则是新鲜的粳米；如果胚芽部位颜色较深或呈咖啡色，说明是存放很久的陈米，不要购买。

3.细闻：新米通常有十分浓重的清香味；而陈米味道较淡，因为存放时间过长，失去了清香的味道，只能嗅到米糠味。

4.咀嚼：如果口感松软，味道香甜，而且含有充足的水分，说明粳米比较新鲜；如果口感较硬，干燥难嚼，说明是陈米。

# 平肝降火滋补粥

平肝是治疗阴虚而肝阳上亢的方法。肝阴虚或肾阴虚，都能发生肝阳上亢。平肝主要是扶持肝阴，以肝阴制约肝阳，以防肝阳上亢。肝阴与肝阳协调统一，肝气冲和条达，才能维持肝的正常生理作用。

## 地骨皮粥

**原料**

地骨皮10克，麦冬15克，粳米50克。

**做法**

1.将地骨皮、麦冬放入纱布袋。

2.粳米淘洗干净后入锅，倒适量水，放入纱布袋，熬煮成粥即可。

**功效**

降糖，清热泻火，平肝阳。

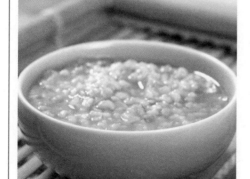

## 孙树侠话粥膳

我在这里需要特别提示大家的是，这款粥脾胃虚寒的人不宜食用。因为地骨皮味甘性缓，凉血清热，是凉血退热的佳品。地骨皮走肺肾，上清肺热而止咳喘，下入肾经而退虚热，平肝降火的功效是非常显著的。

# 孙树侠话食材

## 【地骨皮】

具有清热泻火、润肺生津、降血脂等功效，对肺热咳嗽、痰多咯血、尿血等疾病有较好的作用，还有保护胰岛B细胞免遭损害的作用，保证肝脏维持正常血糖的生理功能。

 地骨皮+桑白皮：治肺热咳嗽。

地骨皮+知母：清退虚热。

 地骨皮+铁元素：影响地骨皮药效的发挥。

## 地骨皮食法要略

1.地骨皮既可以水煎，代茶饮，又可与其他药材、食材搭配，制作成药膳服用。

2.大便溏稀、脾胃虚寒者忌服。

3.应该食用块大肉厚、无木心、无杂质、内里呈黄白色、有细纹，内层呈灰白色的优质地骨皮。

4.地骨皮的降糖、降压、降脂功效明显，但患外感风寒、脾胃虚寒、便溏、慢性胃炎、心功不全等疾病的患者必须慎用。

# 燕麦金枪鱼粥

## 原料

燕麦40克，粳米60克，金枪鱼100克，紫菜15克，食盐4克，味精2克。

## 做法

1.把燕麦和粳米淘洗干净后用清水泡10分钟。加3~4倍的水，放入煮锅，大火烧开后，转小火煮。

2.煮至粥八成熟时，倒入紫菜。

3.煮至粥完全熟时，倒入适量的金枪鱼肉同粥搅拌均匀后再煮10分钟，加食盐、味精调味即可关火。

## 功效

降糖，降脂，保护肝脏，对糖尿病合并心脑血管疾病有辅助疗效。

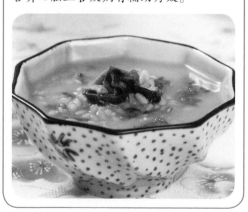

## 金枪鱼食法要略

1.金枪鱼的食法有很多，既可用于煎、炸、炒、烤做成菜肴，又可制作成罐头、鱼干、冷菜。金枪鱼也是西餐常用鱼之一。

2.品质好的金枪鱼肉色暗红，肉质坚实，无小刺。

## 孙树侠话粥膳

这款粥的主要原料是燕麦、紫菜、金枪鱼，口味鲜香，而且制作起来也不难，非常适合我们在家中熬制。特别是对于肝功能不好的人，经常食用此粥，可以有效改善肝脏的功能，平肝降火，保持身体健康。

# 孙树侠话食材

## 【燕麦】

具有消食润肠、活血化瘀、安神补脑、清热等功效。可改善血液循环，防治骨质疏松，促进伤口愈合，减少肥胖症等。糖尿病患者常吃燕麦不但可降糖、减肥，还有很好的补益作用。

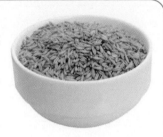

 宜　燕麦+牛奶：营养丰富。
燕麦+山药：健身益寿。

 忌　燕麦+白糖：容易引起胀气。

## 【金枪鱼】

有益智安神、降压、降脂等功效。金枪鱼中所含的DHA是大脑和中枢神经系统发育所必需的营养素；金枪鱼还含有大量的EPA，可抑制胆固醇增加，防止动脉硬化，对预防和治疗心脑血管疾病有一定作用。

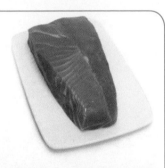

 宜　金枪鱼+土豆：降压、降脂。

 忌　孕妇限食。

# 养精固肾滋补粥

肾主藏精，主管发育和生殖，为先天之本。肾的精气盛衰关系到人的生殖和生长发育功能，同时，肾还是人体重要的排毒基地，参与人体的新陈代谢，肾是自身健康和后代健康的根本。

## 核桃芝麻粥

**原料**

核桃仁20克，黑芝麻30克，大米60克。

**做法**

1.将黑芝麻研成末。

2.大米入锅，加水烧沸。

3.放入核桃仁熬煮成粥，倒入芝麻末搅拌均匀即可。

**功效**

补肾固精、清心安神，对神经衰弱、健忘、失眠、多梦有辅助疗效。

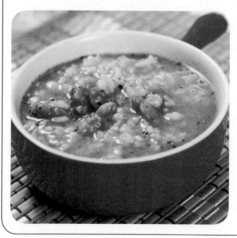

## 孙树侠话粥膳

核桃仁具有补肾强腰、固精缩尿等功效；黑芝麻具有滋养肝肾、润肠通便、养血乌发等功效。二者熬制成粥，对于肾气不固所致的早泄、性欲减退、腰膝酸软无力、精神萎靡、小便清长频繁等症状有辅助疗效。

# 孙树侠话食材

## 【核桃】

具有温肺定喘、补肾固精、润肠通便、利尿消石、强筋健骨、通润血脉、补虚劳等功效。适宜高血压、高脂血症、动脉硬化、冠心病、神经衰弱、尿频、咳嗽、便秘等疾病的辅助治疗。

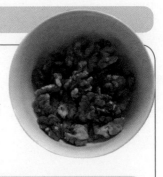

 核桃+百合：润肺益肾，止咳平喘。

核桃+桂花：壮腰补肾。

 核桃+豆腐：导致腹胀、腹痛、消化不良。

核桃+白酒：导致血热。

## 核桃食法要略

1.核桃的食法有很多，可生食、炒食、榨油、做糕点、做菜肴、熬粥等。吃核桃仁时不要剥去表面的褐皮，因为这层皮里含有较为丰富的营养成分。

2.核桃所含热量较高，一次不要食用过多。

## 如何挑选核桃

1.看：核桃个头要均匀，缝合线紧密，以外壳白、光洁的为好。如果发黑、泛油，则是坏果。

2.掂：拿一个核桃掂掂重量，轻飘飘的没有分量，多数为空果、坏果。

3.闻：拿几个核桃放鼻子底下闻一闻。陈果、坏果有明显的哈喇味。

4.听：把核桃从高处扔在硬地上，空果通常会发出像破乒乓球一样的声音。

# 核桃山药粥

山药120克，核桃仁20克，大米80克。

**做法**

1. 山药削皮、切块。

2. 将大米入锅，加水烧沸。

3. 放入山药、核桃仁熬煮至熟即可。

**功效**

养阴生津，补肾固精，益智健脑，缓解疲劳。

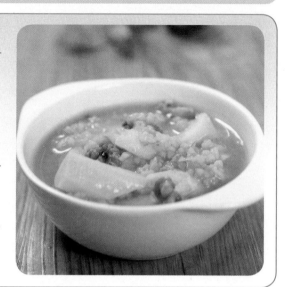

## 孙树侠话粥膳

山药具有健脾益气的作用，特别适合脾胃虚弱者进补食用。多汗、反复感冒的气虚患者在秋季应该适度增加山药的摄入量。而我们在春夏进补前吃点山药，则更有利于补品的吸收。

### 如何选购山药

山药一般要选择茎干笔直、粗壮，拿到手中有一定分量的。切好的山药，要选择切开处呈白色的。新鲜的山药一般表皮比较光滑，颜色呈自然的皮肤颜色。

# 孙树侠话食材

## 【山药】

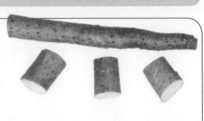

味甘，性平，归脾经、肺经、肾经，补脾养胃，生津益肺，补肾涩精，用于脾虚食少、久泻不止、肺虚喘咳、肾虚遗精、尿频、虚劳消渴等。

 **宜**

山药+黑芝麻：补钙，预防骨质疏松。

山药+玉米：利于营养物质的吸收。

 **忌**

湿盛中满，有大便燥结及肠胃积滞者忌食。

## 山药食法要略

1.山药需去皮食用，以免产生麻、刺等异样口感。去皮时必须戴上手套，山药皮中的皂角素和黏液中的植物碱可引起皮肤过敏，出现红肿和痒痛现象。

2.制作山药的时间不宜过长，因为山药中的淀粉酶不耐高温，久煮会损失其中的营养成分。

3.烹饪山药时忌用铜器或铁器。

# 调补脾胃滋补粥

脾胃是人体纳运食物及化生气血最重要的脏腑，调补脾胃，食疗是不可缺少的。

## 大麦牛肉粥

### 原料

大麦仁150克，熟牛肉100克，面粉100克，胡椒粉、辣椒丝、葱花、生姜丝、麻油、牛肉汤、食盐、味精、醋各适量。

### 做法

1.把熟牛肉切成小块，把大麦仁去杂、洗净，面粉加水调成稀稠。

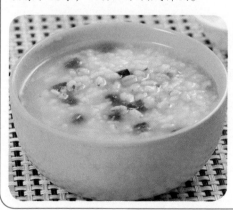

2.锅中放入牛肉汤和水，放大麦仁煮开，再把面粉糊倒入锅内，烧沸，煮成大麦仁面糊。

3.另起一锅，放入熟牛肉块、食盐、醋，麦仁面糊，加入味精、胡椒粉、辣椒丝、葱花、生姜丝、麻油，烧沸即可。

### 功效

益气强筋、和胃消积。

## 孙树侠话粥膳

这款粥对慢性胃炎、更年期综合征、胃下垂、贫血、营养不良性水肿都有非常好的疗效，如果您是这类人群，建议经常食用。

# 孙树侠话食材

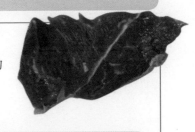

## 【牛肉】

具有补中益气、滋养脾胃、强筋骨、止咳等功效，对身体虚弱、四肢怕冷、腰膝酸软、神疲乏力、久病贫血、面黄目陷等病有辅助疗效。

 牛肉+蚕豆：清热利湿，益气强筋。

牛肉+洋葱：消除疲劳，护肤。

 牛肉+猪肉：不能同食，会影响营养物质的吸收。

牛肉+白酒：容易引起牙龈炎。

## 牛肉食法要略

1.牛肉不易烂熟，如果炖煮时加点山楂，或用捶肉棒敲打几下，肉就容易烂熟入味了。

2.痛风患者应限量食用牛肉，不宜吃牛肚、牛肝，因为里面含有较多的嘌呤。

3.牛肉属于发物，有过敏、发热者不宜吃。

4.患肝病、肾病者不宜食用牛肉，以免加重病情。

5.服用氨茶碱类药物后，不宜吃牛肉，以免药效降低。

## 酱牛肉的做法

### 原料

牛肉（最好是牛腱肉）500克，花椒、干辣椒、八角、桂皮各少许，姜、葱、老抽、料酒、白糖各适量。

### 做法

1.牛肉洗净过水沥干，切成大块。

2.洗净锅，加水、老抽、白糖、花椒，干辣椒、八角、桂皮、料酒、姜、葱（葱切段）、牛肉，大火烧开，开锅后转小火炖1小时，取出牛肉待凉后切成薄片即可食用。

# 土豆粥

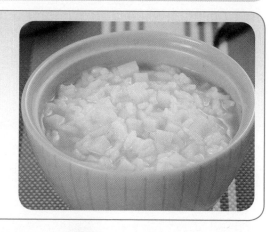

**原料**

土豆100克，大米100克。

**做法**

1.土豆去皮，清洗干净，切成小块。

2.加入大米共煮成粥即可。

**功效**

养胃健脾、益肺宁心、滋阴润燥。

## 孙树侠话食材

**【土豆】**

具有益气健脾、和胃调中、活血消肿、消炎等功效，能润肠通便，有利于减肥，对心脑血管疾病、胃病、便秘、腮腺炎、关节炎、皮肤湿疹等病有辅助治疗作用。

 **宜**

土豆+牛奶：提供人体所需的营养。

土豆+牛肉：保护胃黏膜。

 **忌**

土豆+香蕉：容易使人发胖。

土豆+柿子：易形成胃结石。

## 孙树侠话粥膳

土豆具有健脾益气的作用，特别适合脾胃虚弱者进补前食用。

但土豆中含有生物碱，存得越久，土豆生物碱含量越高。因此，不要食用存放太久的土豆。

# 第3章
## 一年四季喝对粥

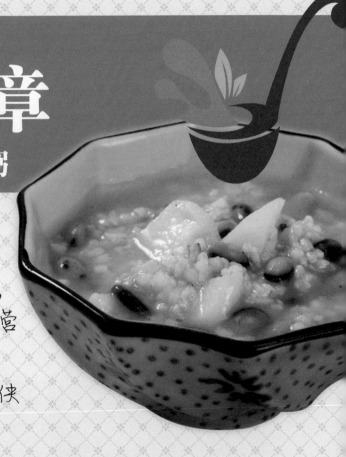

66 健康是一种资源，
凡是资源都要经营
管理。99

——孙树侠

# 春季喝粥，温补阳气

春季饮食原则：中医认为，春季养生"当需食补"。但必须根据春天人体阳气逐渐生发的特点，选择平补、清补的饮食，以免适得其反。

## 绿豆李子粥

### 原料

绿豆60克，李子干30克，冰糖适量。

### 做法

1.将绿豆洗净加入清水煮沸后，加盖焖约1小时。

2.1小时后再开中火煮沸绿豆汤，直到绿豆熟透。

3.加入李子干及冰糖，等冰糖溶解后即可熄火，盛入碗中即可食用。

### 功效

清热解毒，消渴利尿。

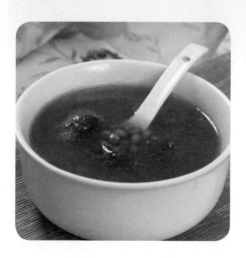

## 孙树侠话粥膳

李子具有泻肝清热、生津、活血解毒、利水消肿等功效，对贫血、口渴咽干、小便不利、大腹水肿、动脉硬化、肥胖症、肝脏疾病均有辅助疗效。我们经常生吃李子，其实把李子熬粥食用，可以让其功效得到更大程度的发挥。

# 孙树侠话食材

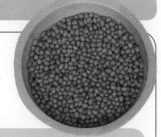

## 【绿豆】

甘、寒、无毒，入心经、胃经，能清热，补益元气，解酒食等毒。

 **宜**　绿豆+猪肚：抗癌功效。
绿豆+鲫鱼：防便秘，健美减肥。

 **忌**　阳虚寒凉体质的人少食。

## 【李子】

果实呈球状卵形，直径2~4厘米，先端微尖，基部凹陷，一侧有深沟，表面黄棕色或棕色，果肉较厚。味甘酸、性凉，具有清热生津、泻肝涤热、活血解毒、利水消肿的功效。适宜辅助治疗胃阴不足、口渴咽干、大腹水肿、小便不利等症状。

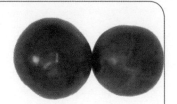

 **宜**　李子+白糖：增进食欲。
李子+绿茶：活血利水、柔肝散结。

 **忌**　李子+鸡肉：容易引起痢疾。
李子+蜂蜜：引起不良反应，危害健康。

# 芹菜粥

**原料**

芹菜100克，大米60克。

**做法**

1.把芹菜洗净、切段，大米入锅，加水煮至将熟。

2.放入芹菜段煮至粥熟即可。

**功效**

降糖、降脂、健脾养胃、滋阴润燥、平肝利尿、凉血止血。

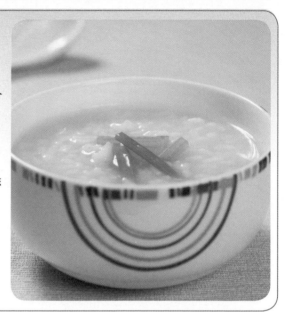

## 孙树侠话粥膳

芹菜粥具有平肝清热、止咳、健胃、降压、降脂的功效，非常适合高血压、糖尿病等患者食用。但是这款粥作用较慢，需要长期频繁服用才可有效，而且在吃的时候一定要现煮现吃，不要久放。

### 芹菜食法要略

1.芹菜吃法很多，生吃、熟吃、榨汁都可以。

2.食用芹菜时不要把叶子扔掉，因为芹菜叶子的营养成分要比芹菜茎高。

3.服用阿莫西林前2小时内不要吃芹菜，因为芹菜中的膳食纤维会降低药物在肠道中的浓度，影响药效。

# 孙树侠话食材

## 【芹菜】

　　富含丰富的蛋白质；性味凉，甘辛；清热利湿，平肝健胃；可清肝热、养血；还有清胃热，通血脉，健齿润喉，明目醒脑，润肺止咳的效果。

 芹菜+胡萝卜：补足气血，美容养颜。

芹菜+花生：通血脉，降低血压。

 芹菜+黄瓜：破坏维生素C。

芹菜+菊花：容易引起呕吐。

## 如何挑选芹菜

　　1.看颜色：优质的芹菜应该色泽鲜绿或洁白。

　　2.看芹菜茎：芹菜茎应新鲜、光滑、松脆、长短适中、肉厚、质密、菜心结构完好。

　　3.看芹菜叶：芹菜叶应翠绿而稀少，叶身平直，无黄叶，而且叶身平直。存放时间较长的芹菜，叶子尖端就会翘起，叶子发软，甚至叶子会发黄起锈斑。

　　4.注意"黑心"："黑心"是指一些小的嫩枝和新叶受到污染出现黑色或棕色状。仔细查看其枝、叶就能发现害虫或被害虫损伤的痕迹。

# 夏季喝粥，清火祛湿

夏季，由于天气炎热人体出汗较多，体内会丢失很多的水分，脾胃消化功能也会比较差，因此应该多进稀食，而这也是夏季饮食养生的一条基本原则。

## 西瓜粥

### 原料

西瓜250克，粳米100克，食盐少许，清水适量。

### 做法

1.西瓜取瓤，切成细丁，使用食盐稍腌。

2.粳米淘洗干净，取锅放入清水、西瓜丁和粳米，并用大火煮沸后，再改用小火煮约30分钟，以食盐调味即可。

### 功效

清热解暑，生津止渴，利尿消肿。

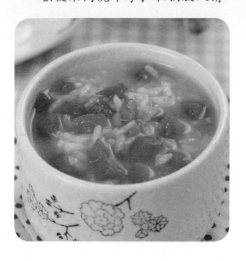

## 孙树侠话粥膳

这款粥非常适用于暑热解渴，中暑神昏，小便短赤，肾炎水肿以及糖尿病、高血压病的患者，也是夏季常用保健佳品。除此之外，这款粥本身能够清热利湿退黄，还可用于肝炎、胆囊炎、胆石症的辅助治疗。

# 孙树侠话食材

## 【西瓜】

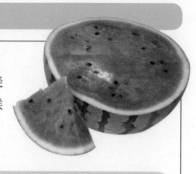

具有利尿消肿、清热解暑、除烦止渴、降压美容等功效，对各种热证、肾炎、膀胱炎、口疮、喉炎等有辅助治疗作用。西瓜还能软化及扩张血管，平衡血压，调节心脏功能、降低胆固醇。

 **宜**

西瓜+冰糖：凉血，帮助排泄。

西瓜+薄荷：提神醒脑，镇静情绪。

 **忌**

西瓜+蜂蜜：破坏原有的营养成分。

西瓜+白酒：造成营养流失。

## 如何挑选西瓜

1.听声音：耳朵靠近西瓜，用手掌轻拍西瓜或者用一个手指弹西瓜，如果是熟瓜往往会发出"嘭嘭"的声音，如果是生瓜则会发出"当当"的声音，如果是过熟的瓜则会发出"噗噗"的声音。

2.称重量：如果是同样大小的西瓜，熟的西瓜会比较轻。熟瓜放入水中会浮起来，生瓜则会下沉。

3.观形状：要选择表皮光滑、纹路明显、体型匀称的西瓜，那种尖头歪脑的西瓜是肯定不好吃的。要特别注意西瓜的瓜蒂部位，以四周饱满，中间凹陷较深为宜。

4.摸表皮：表皮光滑而且硬的西瓜是比较好的，软软黏黏的表皮则不好。

# 绿豆小米粥

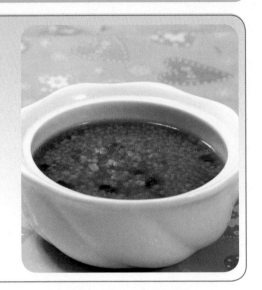

## 原料

绿豆50克，小米50克。

## 做法

1.将绿豆、小米淘洗干净。

2.绿豆浸泡1小时后，蒸熟。

3.锅里加水放小米熬煮将熟时，放入绿豆再煮5~6分钟即可。

## 功效

热量低，降糖、降压，保护肝脏。

## 孙树侠话粥膳

绿豆虽好，但是性寒，用绿豆煮汤能够清暑益气、止渴利尿，不仅能补充水分，还能及时补充无机食盐。但是对于肠胃不好的人，就可以通过添加其他食物来达到平衡，而这款粥就是最佳的选择。

### 小米食法要略

1.小米宜与绿豆或肉类食物搭配食用。这是因为小米的氨基酸中缺乏赖氨酸，而大豆和肉类中含有丰富的赖氨酸，能够补充小米赖氨酸的不足。

2.煮小米不宜太稀薄，粥稍稠一点才会熬出粥油，营养不会损失。

# 孙树侠话食材

## 【小米】

甘咸、凉，专入肾经，兼入脾经、胃经；又入手足太阴、少阴经。具有健脾和胃、补益虚损、和中益肾、除热解毒等功效。

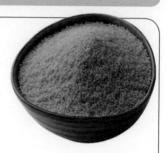

 **宜** 小米+绿豆：滋阴润燥、利水消肿。

小米+黄豆：健脾益气，宽中和胃。

**忌** 小米+杏仁：易造成腹泻、呕吐。

## 如何选购小米

1.优质小米尝起来味佳、微甜，无任何异味。劣质小米尝起来无味，微有苦味、涩味及其他不良滋味。

2.优质小米闻起来具有清香味。严重变质的小米，手捻易成粉状，碎米多，闻起来微有霉变味、酸臭味、腐败味或其他不正常的气味。

3.优质小米米粒大小、颜色均匀，呈乳白色、黄色或金黄色，有光泽，少有碎米，无虫，无杂质。另外，也可将少量小米加水润湿，观察水的颜色变化，如果出现轻微的黄色，说明掺有黄色素，不能购买。

# 秋季喝粥，滋阴润燥

秋季燥热，燥伤津液，饮食关键是滋阴润燥、益中补气，饮食应以清淡滋润为宜，饮食要以"滋阴润肺"为基本准则，牛奶、豆浆、汤粥类是必要的饮品。

## 玄参苦瓜粥

### 原料

玄参15克，苦瓜150克、粳米100克。

### 做法

1.将苦瓜去皮、洗净、切块，玄参用纱布包好，粳米淘洗干净。

2.将上述食材一起入锅，加水适量熬煮成粥。

3.捞出纱布袋即可。

### 功效

降压，降糖，滋阴降火，利咽喉，通小便。

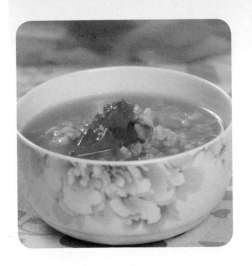

## 孙树侠话粥膳

苦瓜入药疗疾堪称佳品，特别是对糖尿病的辅助治疗效果非常好，而且苦瓜性味苦、寒，入心经、肝经、脾经、肺经。这款粥膳也具有清暑除烦，解毒止痢的功效，非常适用于中暑烦躁，热渴引饮，痈肿痢疾等，但是需要注意的是脾胃虚寒者不宜食。

# 孙树侠话食材

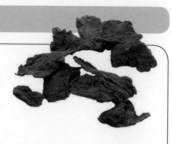

## 【玄参】

具有滋阴降火、清热解毒、利咽喉、通小便等功效，有增加冠状动脉血流量、增强心肌营养、抗病毒、降压、降糖等作用。

 **宜**　玄参+生地：治疗咽喉肿痛。

玄参+贝母：治疗瘰疬结核。

 **忌**　玄参+甘草：易影响药效。

## 【苦瓜】

味苦，生则性寒，熟则性温。生则有清热解毒、清心明目、消暑止渴等功能，很适合糖尿病患者食用。现代医学发现苦瓜有防癌抗癌、降低血糖及清热解毒作用。苦瓜中还含有类似胰岛素的物质，可以降低血糖，糖尿病患者常吃苦瓜，有辅助治疗作用。

 **宜**　苦瓜+茄子：清心明目，益气壮阳。

苦瓜+青椒：健美、抗衰老。

 **忌**　苦瓜+沙丁鱼：易引起过敏。

苦瓜+辣椒：破坏维生素C。

# 豆浆粥

**原料**

豆浆500克，粳米50克。

**做法**

1.将粳米淘洗干净，浸泡30分钟。

2.豆浆倒入锅里，放入粳米同煮成粥即可。

**功效**

降糖，降压，滋阴壮阳，补虚益胃。

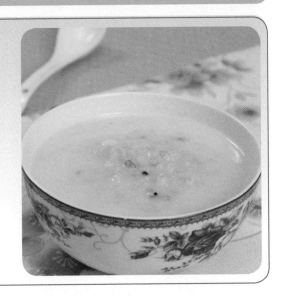

## 孙树侠话粥膳

我们把豆浆和米一起熬煮成粥之后，在质感和口味上面都变得更加细密和绵稠，和之前的清爽恬淡完全不是一种口味，而且营养也变得更加丰富了，非常适合当早餐食用。

### 豆浆的起源

豆浆起源于中国，相传是1900多年前西汉淮南王刘安所发明。传刘安是孝子，他的母亲患病期间，刘安每天用泡好的黄豆磨豆浆给母亲喝，母亲的病很快就好了，从此豆浆就渐渐在民间流行开来。

# 孙树侠话食材

## 【豆浆】

具有健脾宽中、润燥利水、活血解毒、祛风热等功效。可用于消化不良、脾胃虚弱、妊娠期高血压疾病、痈疮肿毒、外伤出血等症的辅助治疗。常喝豆浆对贫血、气喘病、肠胃虚弱、骨质疏松、小儿佝偻病、神经衰弱、女性更年期综合征等有一定疗效。

豆浆+菜花：美容养颜。
豆浆+梨：有助于消除疲劳、增强体力。

豆浆+红糖：大大破坏了营养成分。

## 豆浆食法要略

1.黄豆在室温20℃～25℃下浸泡12小时做豆浆最适宜。

2.喝豆浆需煮沸5分钟，未熟的豆浆不能饮用，这是因为黄豆中含有一些有害物质。因此我们要将豆浆煮熟，这样才会消灭这些物质。但要注意的是，煮豆浆到80℃～90℃时，会出现"假沸"，这时不要以为豆浆已经熟了而关火，要再继续煮3～5分钟才可以。

3.不宜空腹饮用豆浆。

# 冬季喝粥，补气暖身

冬季气候严寒，阴盛阳衰，人体也会受到严寒气温的影响，因此就需要合理地调整饮食，保阴潜阳，保证人体必需的营养素充足，从而提高人体的耐寒能力及免疫力。

## 黑米粥

**原料**

黑米50克，糯米20克。

**做法**

1.将黑米淘洗后浸泡一夜，备用。

2.将糯米淘洗后浸泡2小时，备用。

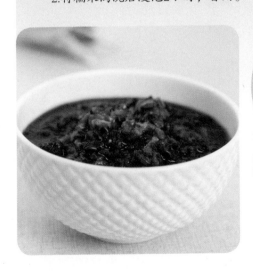

3.将浸泡好的黑米和糯米放入锅中，加水熬煮成粥即可。

**功效**

维持血糖平衡，健脾暖肝，滋阴补肾，明目活血，开胃益中。

### 黑米食法要略

1.淘洗黑米时不要用手揉搓，以免黑色素过多溶于水中。

2.黑米外部有坚韧的种皮包裹，不易煮烂，若不煮烂其营养成分未溶出，食用后易引起急性肠胃炎，因此应先浸泡一夜再煮。

3.黑米适合与豆类、花生一起煮。

4.黑米适宜煮粥，煮粥时最好搭配糯米，以增加黏度和口感。

# 孙树侠话食材

## 【黑米】

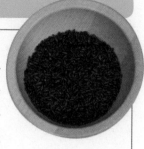

味甘性平，适合体虚乏力、小便频数以及糖尿病患者食用。具有健脾益肝、滋阴补肾、明目活血、开胃益中等功效。黑米能明显提高人体血色素和血红蛋白的含量，有利于心血管系统的保健，也有利于儿童骨骼和大脑的发育；黑米对眼疾、贫血、头晕、腰膝酸软等有很好的食疗功效。

 黑米+红豆：气血双补。
黑米+莲子：养心安神，健脾补肾。

 脾胃虚弱的小儿或老年人不宜食用。

# 孙树侠话粥膳

黑米具有滋阴补肾，健脾暖肝、益气活血，养肝明目等疗效。经常食用黑米，有利于防治头昏、目眩、贫血、白发、眼疾、腰膝酸软、肺燥咳嗽、大便秘结、小便不利、肾虚水肿、食欲不振等症。由于黑米所含营养成分多聚集在黑色皮层，因此不宜精加工，以食用糙米或标准三等米为宜。

## 如何选购黑米

1.看色泽和外观：优质的黑米有光泽，米粒大小均匀，很少有碎米，无虫，不含杂质；劣质黑米的色泽暗淡，米粒大小不匀，饱满度差，碎米多，有虫，有结块等。

2.闻气味：向黑米哈一口热气，然后立即闻气味。优质黑米具有正常的清香味，无其他异味；劣质黑米微有异味或有霉变气味。

# 鳝鱼香菜粥

## 原料

鳝鱼150克,香菜10克,大米80克,食盐4克,料酒、醋、葱末,姜末、鸡精各适量。

## 做法

1.香菜切碎,鳝鱼切段,放入料酒、醋、食盐腌制。

2.将腌制好的鳝鱼放入锅中,再放入大米、水熬煮。

3.粥熟后加入葱末、姜末、香菜、鸡精即可。

## 功效

补气养血,温阳健脾,滋补肝肾,祛风除湿。

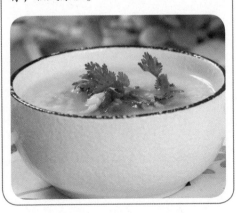

# 孙树侠话食材

## 【鳝鱼】

具有补气养血、温阳健脾、补脑益智等功效,对贫血、身体虚弱、肺病、痢疾等均有辅助治疗作用。

 **宜** 鳝鱼+青椒:对糖尿病有辅助治疗作用。

鳝鱼+莲藕:保持酸碱平衡,滋养身体。

 **忌** 鳝鱼+狗肉:容易使人上火。

# 孙树侠话粥膳

鳝鱼不仅滋补,而且口味非常好,所以,鳝鱼是冬季时节最应该吃的食物。而鳝鱼和香菜的巧妙搭配,更是让这款粥成为冬季不可多得的美味。

# 第**4**章
## 强健身体喝对粥

"健康是财富，
财富就不能浪费。"

——孙树侠

# 强壮肌肉

想要增加肌肉，必须先增加饮食的摄入量。有很多日常饮食中都含有多种有助于强化肌肉的成分，如维生素、矿物质等。

## 大米豇豆粥

**原料**

大米100克，豇豆30克。

**做法**

1.将大米淘洗干净，豇豆洗净、切断。

2.将大米入锅煮至将熟。

3.豇豆放入锅中，熬煮到粥黏稠即可。

**功效**

强筋健骨，健脾养胃，活血养血，益精强智。

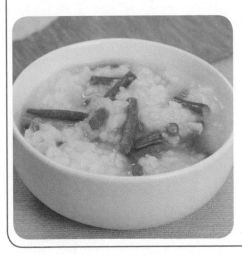

## 孙树侠话粥膳

南方人在夏天非常喜欢喝这款粥，这款粥的营养价值丰富，特别是对于身体瘦弱的人来说，经常食用此粥，能够起到很好的强身健体的作用。

# 孙树侠话食材

## 【豇豆】

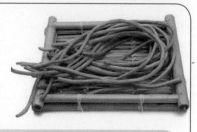

　　味甘、性平。能健脾开胃、利尿除湿。豇豆当中还含有丰富的B族维生素、维生素C和植物蛋白质，能使人头脑宁静，还能调理消化系统，消除胸膈胀满，防治急性肠胃炎，呕吐腹泻，消肿利尿。

　　豇豆+猪肉：对动脉硬化、高血压病、糖尿病、水肿有一定的辅助治疗作用。

　　豇豆+鸡肉：健脾补肾，益气生津，填精补髓。

　　豇豆没有特别的搭配禁忌，一般人都可以食用。

## 如何挑选豇豆

　　我们在选购豇豆的时候，一般以豆条粗细均匀、色泽鲜艳、透明有光泽、子粒饱满的为佳。出现裂口、皮皱的、条过细无子、表皮有虫痕的豇豆不宜购买。

## 豇豆的保存方法

　　豇豆通常可以直接放在塑料袋或者是保鲜袋中冷藏5~7天，但是如果放置久了会逐渐出现咖啡色的斑点。如果想保存得更久一点，最好把豇豆洗干净之后用食盐水汆烫并沥干水分，再放进冰箱中冷冻。记得水分一定要沥干，这样才能够长时间保鲜并不使营养成分流失。

# 双豆花生红枣粥

## 原料

黑豆、黄豆、花生米各30克，红枣20克、糯米50克。

## 做法

1.黑豆、黄豆、花生米、红枣、糯米洗净后用温水浸泡1小时，备用。

2.将糯米下锅大火煮开。

3.放入黑豆、黄豆、花生米、红枣熬煮至熟即可食用。

## 功效

对糖尿病所表现的形体消瘦、乏力等症状有辅助治疗作用。

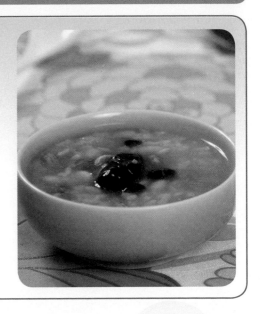

## 孙树侠话粥膳

这款粥非常适合脾胃虚弱、腹泻、倦怠无力的人食用，我们只要每天坚持食用此粥，就能够获得非常好的补中益气、增加食欲、止泻的功效。

## 花生食法要略

1.花生以煮食最好，既易于消化，又能保存营养成分。

2.吃花生时应连红衣一块食用，因为花生的红衣更具营养，药效作用更强。

3.霉变的花生不能食用。霉变的花生含有大量的致癌物质黄曲霉素，食用后对肝脏不利。

# 孙树侠话食材

## 【花生】

具有润肺化痰、利水消肿、清咽止疟等功效，花生能营养神经纤维、增加血小板含量并改善其功能、加强毛细血管的收缩机能、改善凝血因子缺陷等。花生也具有延缓脑功能衰退，防止血栓形成的功效。

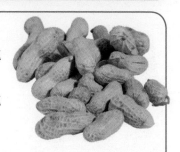

 花生+红酒：防止血栓，保护心脏血管畅通。

 花生+苦瓜：容易导致腹泻。

花生+螃蟹：容易导致腹泻。

## 如何挑选花生

1.从外观上看，应该选择花生米的一端有"小白点"的，这是因为花生米撑开红衣露出了里面的颜色。如果是经过染色的，这些"小白点"必定会被染红。

2.花生的红衣很薄，一旦经过染色，颜色会渗透红衣，当你把红衣剥下后，则可以看到红衣内侧也是淡红色的。

3.可以将花生弄湿，然后放在一张白纸上用力摩擦，白纸没有变色的则是没有被染色的。

# 增强免疫力

研究发现，一些有营养的食物是有增强免疫功能作用的，现代人在饮食上越来越讲究搭配，最佳的方法就是根据自身情况，有针对性地进行食补，调整机体免疫功能。

## 百合大米粥

**原料**

干百合15克，大米80克，冰糖20克。

**做法**

1.干百合洗净，用水泡软，与大米一起加水煮成粥。

2.食用时加冰糖调味即可。

**功效**

宣肺清心，解渴除燥，补益中气。

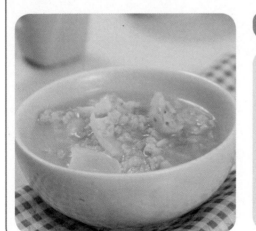

## 孙树侠话粥膳

这是一款能够迅速补充体力，增加营养的粥，身体虚弱的人，特别是对于身体处于亚健康状态的人有一定的改善作用。而且这个粥早晚温热饮用效果更好，如果能长期服用，还具有一定的美容效果。

# 孙树侠话食材

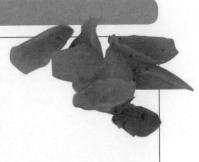

## 【百合】

具有养阴润肺、清心安神、止咳等功效，能够增强机体免疫力，抑制肿瘤细胞，对白血病、肺癌、鼻咽癌等肿瘤有辅助治疗作用。痛风患者常食百合，还具有一定的食疗效果。

 **宜**　百合+薏仁：清凉祛暑。
百合+杏仁：润肺止咳、祛痰利湿。

 **忌**　百合+猪肉：容易引起中毒。

## 如何选购百合

在选购干百合的时候应该挑选干燥、无杂质、肉厚者、晶莹透明的。选购食用百合则以家种、味不苦、瓣片阔而薄者为佳。药用百合则应该以野生、味较苦、瓣片小而厚者为佳。

## 百合食法要略

1.百合分鲜品和干品，干品食用前先要泡发。

2.百合性偏凉，凡便溏、风寒咳嗽者忌食。

3.百合为药食兼优的滋补佳品，四季皆可应用，但更宜于秋季食用。

# 枸杞子荞麦糊

## 原料

枸杞子20克，荞麦粉150克，草果半个，羊肉50克，食盐、鸡精适量。

## 做法

1.将枸杞子去杂质、洗净；羊肉洗净，切2厘米见方的块；草果洗净；将荞麦粉用冷水调匀，备用。

2.将枸杞子、草果、羊肉、适量水放入锅内，置大火烧沸，用小火炖煮15分钟，再加入荞麦粉、食盐、鸡精搅匀即成。

## 功效

补肝肾，明目，调节血糖。

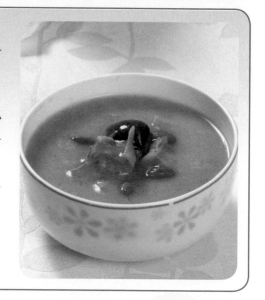

## 孙树侠话粥膳

荞麦营养丰富，无论是甜荞还是苦荞，其营养价值都很高，而荞麦和枸杞子相互搭配熬制成粥，又大大丰富了粥膳的营养价值。

## 枸杞子食法要略

1.枸杞子一年四季皆可服用，冬季宜煮粥，夏季宜泡茶。

2.枸杞子是一味功效卓著的传统中药材，其食用、药用价值较高。

3.有酒味的枸杞子已经变质，不可食用。

4.枸杞子不宜与绿茶一起冲泡饮服。

5.感冒、发热、腹泻、有炎症者不要饮用枸杞子茶。

# 孙树侠话食材

## 【枸杞子】

具有益肝明目、补肾益精、润肺、健骨固髓等功效；枸杞子还可抑制脂肪在肝细胞内沉积，促进肝细胞再生，有保护肝脏的作用；还可兴奋大脑神经、兴奋呼吸、促进胃肠蠕动等。

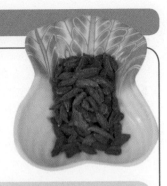

 枸杞子+菊花：使眼睛轻松、明亮。

枸杞子+猪肝：消除黑眼圈。

 枸杞子+绿茶：影响营养成分的吸收。

## 【羊肉】

具有益气养血、补肾壮阳、温中暖下、生肌健力等功效，对肺部疾病，如肺结核、气管炎、哮喘等，以及贫血、久病体弱、产后气血两虚、营养不良、腰膝酸软等虚寒病证均有一定的辅助疗效。

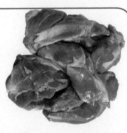

 羊肉+鹌鹑肉：补气血，改善体质。

羊肉+鸡蛋：滋补营养，减缓衰老。

 羊肉+茶叶：容易导致便秘。

羊肉+南瓜：易引起消化不良。

# 消除疲劳

消除疲劳除了进行适宜的物理治疗外，注重饮食营养的调理也是生活中不可忽视的重要一环。我们在运动前后摄取一定的营养品，对于消除疲劳是非常有帮助的。

## 牛奶大米粥

### 原料

鲜牛奶250毫升、大米60克、白糖适量。

### 做法

1.先将大米煮成半熟，去米汤，放入鲜牛奶。

2.小火煮成粥，加入白糖搅拌，充分溶解即成。

### 功效

镇静安神、全面补充营养。

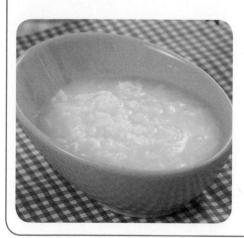

## 孙树侠话粥膳

这款粥能够补虚损，健脾胃，润五脏。非常适用于虚弱劳损、气血不足、病后虚羸、年老体弱、营养不良等症，而且粥的色泽乳白，黏稠软糯，奶香浓郁。

# 孙树侠话食材

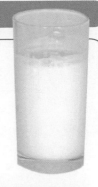

## 【牛奶】

含有丰富的矿物质，钙、磷、铁、锌、铜、锰、钼的含量都很丰富，而且牛奶是人体钙的最佳来源，钙、磷比例非常适当，利于钙的吸收。

 牛奶+蜂蜜：生津润喉，帮助睡眠。

牛奶+大米：补气，健脾胃。

 牛奶+钙粉：会导致牛奶出现凝固和沉淀现象。

牛奶+平鱼：容易引起中毒。

## 如何挑选优质牛奶

1.好牛奶，不挂杯：买来的牛奶在没有煮过或者微波炉加热过的情况下，迅速倒入干净的透明玻璃杯中，之后慢慢倾斜玻璃杯，如果有薄薄的奶膜留在杯子内壁，而且不挂杯，就说明是新鲜的牛奶。

2.滴奶辨质：在有冷水的碗里，滴几滴牛奶，奶汁凝固沉底者为质量较好的牛奶，浮散的说明质量欠佳。

3.看奶皮，辨质量：我们可观察牛奶在煮开冷却之后表面的奶皮。表面结有完整奶皮的是好奶，表面奶皮呈豆腐花状的奶品质不好。

# 山药黑豆粥

## 原料

黑豆半杯，黑芝麻少许，山药15克，麦片适量。

## 做法

1.将黑豆用水泡2~3小时，山药去皮洗净剁碎。

2.黑豆加少许水放入豆浆机内打碎，滤出渣。

3.将豆浆放入锅内加水，加入切碎后的山药。

4.待粥熬至八九分成熟的时候，加入麦片与黑芝麻粉同煮即可。

## 功效

养心、降糖、消除疲劳。

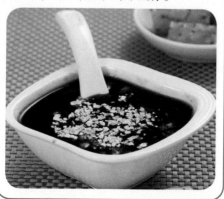

# 孙树侠话食材

## 【黑豆】

味甘，性平，入脾经、肾经，具有补肾益阴，健脾利湿，除热解毒的功效。

 宜

黑豆+红糖：滋肝补肾、活血行经。

黑豆+柿子：辅助治疗便血、尿血。

 忌

黑豆+小白菜：降低营养，对身体不利。

黑豆+猪肉：消化不良。

# 孙树侠话粥膳

在熬这款粥的时候我需要提醒大家的是，黑豆不容易熟烂，最好先打磨成碎粒或者粉状再熬粥，这样不仅口感很好，而且营养健康，更是消除身体疲劳的一款佳品。

# 第5章

## 美容养颜喝对粥

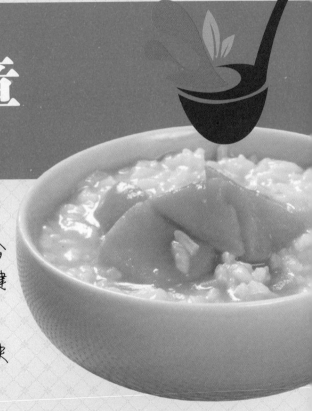

> 66 健康是和谐社会的基础，社会需要健康人去建筑。99
>
> ——孙树侠

# 润肤养颜

细腻光滑、有弹性的肌肤是每一个女人想要拥有的，其实，我们完全可以通过合理的饮食实现这一梦想，身体里的维生素和微量元素、水分充足，皮肤也会变得光滑、有弹性。

## 樱桃银耳粥

**原料**

樱桃适量，水发银耳一朵，糖桂花2匙，冰糖适量（可根据自己的口味增减），清水3碗。

**做法**

1.将银耳去蒂、洗净，撕碎。

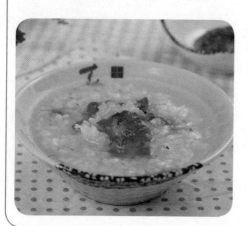

2.锅里加水，放入樱桃、银耳、冰糖用大火烧开，加入糖桂花，用小火煨，银耳熟烂即可。

**功效**

补气养血，美容颜。

## 孙树侠话粥膳

我们从樱桃、银耳二者的功效上可以看出，两者一起熬粥食用，可以起到补中益气、滋阴养血、强身健体的作用，还能够抗癌、降压、降脂、美容、养颜。

# 孙树侠话食材

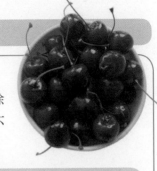

## 【樱桃】

具有补益气血、止渴生津、健脾开胃、祛风除湿、透疹解毒等功效。樱桃可用于病后体弱、气血不足、风湿性腰腿疼、瘫痪等症的食疗。

宜　樱桃+哈密瓜：促进铁的吸收。

忌　樱桃+牛肝：破坏维生素C。

## 【银耳】

性平，无毒，补脾开胃、益气清肠、滋阴润肺，另外，银耳还能增强人体免疫力。

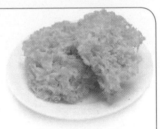

宜　银耳+木耳：补肾、润肺、生津。

银耳+菊花：镇静、益气、解毒。

忌　银耳+菠菜：生成难溶性化合物。

# 松子大米粥

**原料**

大米80克，去壳松子30克。

**做法**

1.将大米、松子淘洗干净。

2.放入锅中，加水煮至黏稠即可。

**功效**

滋养皮肤，延缓衰老。

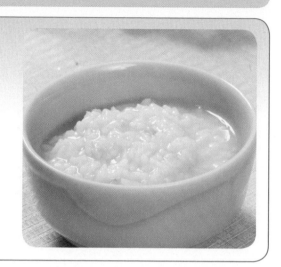

## 孙树侠话粥膳

粥，一直以来都是中国人的最爱。松子和大米也是女性经典的滋补食品，它们富含维生素E和锌，有利于滋润皮肤、延缓皮肤衰老。而且，松子和大米含有的蛋白质、矿物质、B族维生素非常丰富，是美容润颜的佳品。

### 松子食法要略

1.松子可直接吃，也可做粥、做菜肴。

2.痛风患者应限量食用。

3.便溏、滑精及痰湿者忌食松子。

4.松子油脂含量丰富，有胆囊炎、胆石症的人忌食。

# 孙树侠话食材

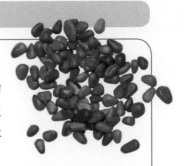

## 【松子】

具有润肺止咳、强阳补骨、润肠通便、美肤等功效；含有丰富的维生素E、镁元素、钾元素及油酸、亚油酸等不饱和脂肪酸，有软化血管、降低血脂、对抗体内酸化、促进尿酸排泄的作用。

松子+鸡肉：增强维生素E摄入量。

松子+芒果：抗老防衰，降低癌症发生概率。

松子+黄豆：易引发恶心、呕吐。

松子+白酒：易导致脂肪肝。

## 如何挑选松子

1.看壳色：以壳色浅褐，光亮的松子为好；如果壳色是深灰或者是黑褐色的，松子质量较差。

2.看仁色：松仁的肉色洁白较好；淡黄色较次；如果是深黄带红，就已经是泛油变质了。

3.看芽芯：松仁芽芯色白质比较好；发青的说明已开始变质；发黑的已变质。

4.验干潮：松子壳易碎，声脆，仁肉易脱出，仁衣稍微有一些皱纹而且较易脱落的比较干燥；如果壳质软韧，仁衣无皱纹且不易脱落，仁肉较嫩的，说明已经受潮。

# 祛斑美白

斑的出现其实和内分泌是有关系的，特别是和女性的雌性激素水平有关。所以，月经不调、肝功能异常或者慢性肾病都会造成斑的出现，而这些问题我们能够通过饮食进行调理。

## 薏苡仁牛奶粥

**原料**

薏苡仁10克，鲜牛奶250克。

**做法**

1.将鲜牛奶煮沸后加入薏苡仁，调小火搅拌一下。

2.再煮5分钟即可。

**功效**

排水美白、滋润肌肤。

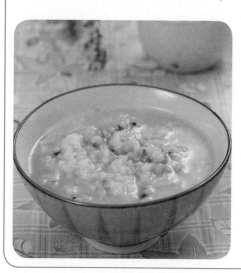

### 薏苡仁食法要略

1.制作时，应提前浸泡2小时左右再熬煮，这样就会熟得快。

2.薏苡仁化湿滑利的效果显著，孕妇食用薏苡仁可能引起流产等意外。此外，遗精、遗尿的患者也不宜食用薏苡仁。

# 孙树侠话食材

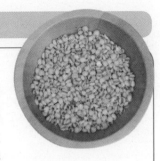

## 【薏苡仁】

清利湿热、宣肺排脓、强筋骨、健脾胃，可辅助治疗水肿、肠痈、肺痈、阑尾炎、风湿性关节痛、高血压、尿路结石、蛔虫病、脚气病等病。由于薏苡仁清热利尿，改善水肿，因此能够增强肾功能，帮助糖尿病患者改善糖尿病性肾病的尿少、水肿等症状。

 薏苡仁+山药：健脾养胃，促进食欲。

薏苡仁+白糖：消除粉刺、色斑、改变肤色。

 薏苡仁+海带：降低营养价值。

# 孙树侠话粥膳

大家知道，薏苡仁具有排水和美白的功效，而牛奶则具有滋润肌肤的作用，把薏苡仁和牛奶放在一起熬制成粥，更加增强了祛斑美白的功效。

## 如何选购薏苡仁

1.选有光泽的薏苡仁：要看薏苡仁是否有光泽，有光泽的薏苡仁颗粒饱满，成熟的比较好，营养也比较高。

2.看薏苡仁的颜色：好的薏苡仁的颜色一般呈白色或黄白色，色泽均匀，带点粉性，非常好看。

3.尝薏苡仁的味道：质量较好的薏苡仁味道甘甜或微甜，吃起来口感清淡。

# 橘子山楂粥

原料

粳米80克，橘子两个（400克），山楂30克，白糖适量。

**做法**

1.橘子剥皮，撕去筋络，逐瓣分开，用竹签去掉橘子核，切成小三角块；山楂洗净后一切为二，去掉核。

2.锅内加入冷水，加入粳米、橘子块，山楂块，用大火烧开，转小火熬成粥，最后加入白糖即可食用。

**功效**

生津止渴，降低血脂，祛斑养颜。

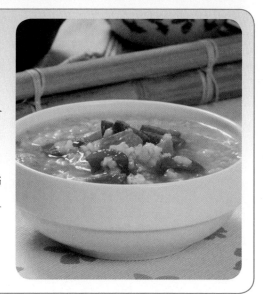

## 孙树侠话粥膳

美白祛斑向来都是女人热议的话题，很多女性不知道用了多少化妆品，但是最后却以无效收场，其实想美白祛斑没有必要大费周折，只要坚持食用这款粥就能够获得一定的美白祛斑效果。

### 山楂食法要略

1.山楂既可以直接吃，也可以做成蜜饯、山楂罐头、山楂酱食用。

2.山楂加热后会变得更酸。如果捣成糊状与其他食物混合就会冲淡其酸性。

# 孙树侠话食材

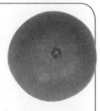

## 【山楂】

　　具有开胃消食、化滞消积、活血散瘀、化痰行气等功效；有利尿作用，可帮助排除体内多余的水分和食盐分；可促进胃液分泌，有助于食物的消化和吸收；有对抗衰老、抑菌作用，是高血压病、肥胖症患者上佳的选择。

 宜　　山楂+排骨：有祛斑效果。

 忌　　山楂+牛奶：影响肠胃的消化。

　　山楂+胡萝卜：影响蛋白质的吸收。

## 【橘子】

　　含有丰富的维生素C、柠檬酸、果胶、芦丁等物质，这些物质对糖尿病视网膜出血有较好的防治作用。对防治糖尿病合并高脂血症、心脏病、冠状动脉硬化、高血压也有辅助功效。

 宜　　橘子+银耳：润肺止咳、补虚化痰。

　　橘子+核桃：增强体力，预防贫血。

 忌　　橘子+白萝卜：造成甲状腺肿大。

　　橘子+黄瓜：破坏维生素。

# 防皱抗衰

皱纹是指皮肤受到外界环境影响，形成游离自由基，自由基破坏正常细胞组织内的胶原蛋白、活性物质，氧化细胞而形成的小细纹、皱纹。我们可以通过一些合理的粥膳改善我们的身体，延缓身体的衰老。

## 油菜大米粥

**原料**

大米50克，油菜20克，香油少许。

**做法**

1.将油菜择洗干净，放入沸水锅中煮熟，切碎后备用。

2.将大米粥煮成后，把油菜末放入拌匀，滴入香油即可。

**功效**

活血化瘀、养颜美容、抵抗衰老。

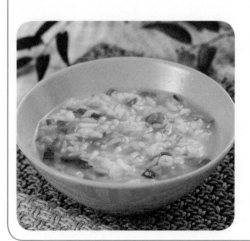

## 孙树侠话粥膳

油菜当中含有丰富的钙、铁和维生素C、胡萝卜素；大米是提供B族维生素的主要来源，米汤还有益气、养阴、润燥的功能，二者熬制成粥，能够美容养颜，抵抗衰老。

# 孙树侠话食材

## 【油菜】

具有活血化瘀、润肠通便、消肿解毒等功效，还可明目、美容养颜。油菜中还含有丰富的钙、钾元素及维生素C，可提高肝脏的解毒能力，降低血脂的含量，也有助于增加排尿量，促进尿酸排泄，有效地缓解痛风症状。

 **宜**

油菜+豆腐：生津除燥、清热解毒、润肺止咳。

油菜+鸡肉：补益肝脏，美化肌肤。

 **忌**

油菜+竹笋：破坏维生素C，降低营养价值。

油菜+黄瓜：破坏维生素C，降低营养价值。

## 如何选择油菜

油菜应该选择茎部肥厚、叶面光亮细长的。现如今市场上销售的油菜品种很多，主要区别是在叶形方面：狭窄而修长的菜叶，有油质感，放在手里有柔软感的是优质油菜。叶面阔而茎部粗大，水分虽然充足，可是肉质粗糙，纤维多，这样的油菜品质欠佳。如果发现油菜的心部出现白点，这是水分干脱的现象，不宜购买。

## 油菜食法要略

1.油菜炒、烧、腌均可。

2.吃油菜时要现切现做，并用旺火急炒，以保持营养成分。

# 乌鸡葱白粥

## 原料

乌鸡100克，糯米80克，食盐3克，葱白段少许。

## 做法

1.乌鸡切块，沸水余烫一下捞出。

2.糯米浸泡2小时。

3.锅里加水，放入乌鸡用大火烧沸后，改用小火煮20分钟。

4.放入糯米直至肉熟米烂，放葱白段、食盐调味即可。

## 功效

补中益气，滋养肌肤。

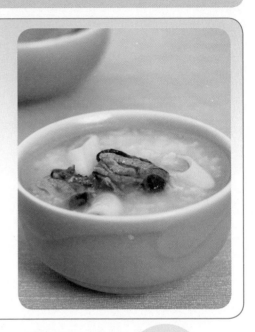

## 孙树侠话粥膳

这款粥具有补气养血、滋润肌肤、延缓衰老的功效，但是我需要提醒大家的是，由于糯米所含的淀粉为支链淀粉，在肠胃中难以消化水解，因此我们要注意食用的量。

### 乌鸡食法要略

1.乌鸡适宜炖、清蒸、煲汤食用，补益效果强。

2.痛风患者不宜吃鸡心、鸡肝，因其嘌呤含量较多。

3.乌鸡不宜多食，容易生痰，所以体胖、有严重皮肤病、严重外感者忌食。

# 孙树侠话食材

## 【乌鸡】

具有养血益精、补益肝肾、强筋健骨等功效，可提高生理功能、延缓衰老、防治骨质疏松，对佝偻病、妇女缺铁性贫血有很好的补益作用。

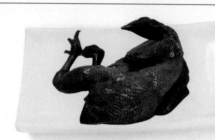

 **宜**　乌鸡+红小豆：补血养颜，强健身体。

乌鸡+粳米：养阴、退热、补中。

 **忌**　乌鸡+黄豆：影响营养元素的吸收。

乌鸡+苋菜：易导致营养流失。

## 如何挑选乌鸡

1.血水要少：在购买的时候可以观察鸡肉下方有无渗出血水，应该以血水较少的为佳，新鲜度比较好。

2.毛孔粗大：挑选的时候可以观察同样大小鸡肉的毛孔，粗大些的为佳，代表鸡肉成熟度足，运动量够。

3.胸部平整：鸡胸部越平，代表整鸡厚度够、肉质多；鸡胸成突出状则说明肉比较少。

# 明眸亮眼

眼睛是心灵的窗口，但是随着生活和工作的压力越来越大，越来越多的人都会出现肿眼泡、黑眼圈等现象，这让很多爱美人士非常困扰，其实，我们通过饮食的合理搭配，能够达到明眸亮眼的效果。

## 鸡肝大米粥

### 原料

鸡肝1~2具，大米100克，豆豉、生姜、食盐、味精各适量。

### 做法

1.将鸡肝洗净，切片或块。

2.先煮大米，再放入豆豉和生姜，最后放入鸡肝。

3.快熟的时候放入食盐、味精等调味，稍煮即成。

### 功效

补血养肝，和胃明目。

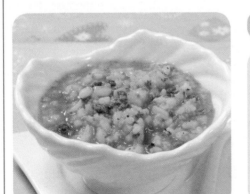

## 孙树侠话粥膳

很多人都喜欢吃鸡肝大米粥，因为这款粥营养丰富，味道鲜美，上班族既可以作为下班之后的晚饭，也可以带到公司作为早餐。

# 孙树侠话食材

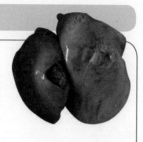

## 【鸡肝】

含有丰富的蛋白质、钙、磷、铁、锌、维生素A和B族维生素。而且，鸡肝中的铁质丰富，是补血食品中最常用的食物。

鸡肝+菠菜：养血、滋阴、润燥。

鸡肝+蘑菇：补脾益气，增强脾胃功能。

鸡肝+维生素C：影响营养成分的吸收。

---

## 鸡肝的食用人群

一般人都可食用：

1.贫血者和常在电脑前工作的人尤为适合。

2.高胆固醇血症、肝病、高血压和冠心病患者应少食。

## 如何挑选鸡肝

新鲜的鸡肝呈现褐色或者是紫色，鸡肝的表面细腻有光泽，没有麻点，用手触摸感觉富有弹性，没有硬块、水肿；不新鲜的鸡肝颜色发暗，失掉光泽，鸡肝的表面萎缩并且起皱，千万不要选购。

# 二米桂圆粥

### 原料

大米80克，黑米60克，桂圆肉15克，白糖20克。

### 做法

1.将黑米提前浸泡3小时，捞出。

2.将大米、黑米、桂圆肉加入清水熬至米烂稠。

3.调入白糖即可。

### 功效

滋阴补肾，健脾开胃，补肝明目，益气安神，降压、降脂。

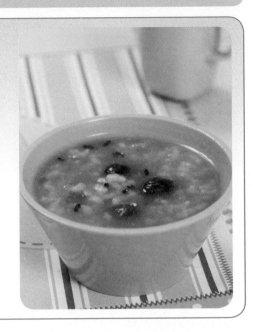

## 孙树侠话粥膳

大米、黑米和桂圆肉的完美搭配，大大提升了这款粥的营养价值，而且让这款粥的口味更加独特，非常适合爱美的女性朋友食用。

### 桂圆食法要略

1.桂圆宜鲜食。

2.痛风合并糖尿病患者慎食。

3.桂圆性温热，多食容易上火、滞气，有炎症者不宜食用。

# 孙树侠话食材

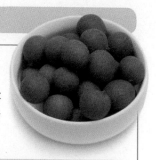

## 【桂圆】

具有养血益气、健脑益智、补养心脾等功效，对神经衰弱、记忆力减退、失眠、贫血、心悸、身体虚弱有辅助治疗作用，桂圆还是不可多得的抗衰老食品。

 **宜**　桂圆+红枣：对闭经有一定的治疗效果。

桂圆+鸡蛋：补气血，益心气、安神美容。

 **忌**　桂圆+椰子油：糖尿病人不宜食用。

## 如何挑选桂圆

1.捏：用手指捏果实，果壳坚硬说明果实比较生，还没有成熟；柔软而有弹性的则是成熟的；如果只是软而没有弹性，说明成熟过度，会很快变质。

2.看：颜色稍浅的品质比较好。如果果壳面或者蒂端有白点，说明肉质已经开始发霉，外壳白点越多，则肉质发霉的情况越严重。

3.滚：把桂圆倒在桌面上，质量好的桂圆由于糖度高，壳、肉、核会相连，不容易在桌面上滚动，质量差的桂圆则相反。

4.剥：剥开之后肉质厚实，形状均匀，果肉柔软并呈透明或者是半透明状的，味道比较好；如果果肉发白不透明则是不新鲜的桂圆。

# 丰胸美乳

什么样的饮食能够丰胸呢？其实最有效的饮食丰胸方法，就是多吃一些促进乳腺发育的丰胸食品。而构成乳腺细胞的重要因素就是蛋白质，所以应该多吃含蛋白质高的食物。

## 花生猪蹄粥

### 原料

猪蹄1个，大米100克，花生仁30克，葱花、食盐、味精各适量。

### 做法

1.猪蹄洗净，剁成小块，在开水锅中焯烫，去血水，之后再放入开水中煮至汤汁浓稠。

2.大米淘净，加水煮开，加入猪蹄、花生仁，煮至烂稠，再放入食盐、味精、葱花调味即可。

### 功效

丰胸、促进乳房发育。

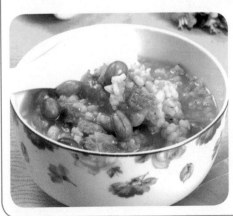

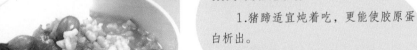

**猪蹄食法要略**

1.猪蹄适宜炖着吃，更能使胶原蛋白析出。

2.痛风患者食用猪蹄应限量，痛风合并高脂血症，以及肝胆疾病的人应慎食猪蹄。

3.晚餐不宜吃猪蹄，以免增加血液黏稠度。

# 孙树侠话食材

## 【猪蹄】

具有壮腰补膝、通乳润肤等功效，对经常性的四肢疲乏、腿部抽筋、麻木、骨质疏松、消化道出血、失血性休克及缺血性脑病、少乳均有一定的辅助疗效，特别是猪蹄具有抗衰老、促进儿童生长发育的作用。

 猪蹄+黄豆：促进产后下乳。

猪蹄+章鱼：益气养血、护肤美容。

 猪蹄+甘草：容易引起中毒。

# 孙树侠话粥膳

猪蹄是多种用途的食补良药，另外，猪蹄当中还含有丰富的胶原蛋白，胶原蛋白是构成肌腱、韧带及结缔组织的最主要的蛋白质成分。猪蹄还具有补血，健腰腿，丰胸的功效，所以非常适合血虚的人、女性朋友和老年体弱的人食用。

## 如何选购猪蹄

在选购猪脚（蹄）的时候，要求猪蹄的肉皮色泽亮白、富有光泽，没有残留的毛及毛根；猪脚肉色泽红润，肉质透明，质地紧密，富有弹性，用手轻轻按压一下能够很快地复原，还带有一种特殊的猪肉鲜味，这样的猪蹄是优质的猪蹄。

# 银耳木瓜粥

**原料**

木瓜半个、银耳1朵、莲子50克、枸杞子25克、冰糖50克、水适量。

**做法**

1.木瓜切一半备用，莲子洗净；银耳和枸杞子放入冷水中浸泡30分钟左右。

2.木瓜去皮、去籽、切成块，银耳撕成小块；锅中放入适量水，烧开之后转成小火，并将银耳、莲子和冰糖放入，煮约30分钟；放入木瓜和枸杞子再煮5分钟之后关火即可。

**功效**

丰胸、美容、减肥。

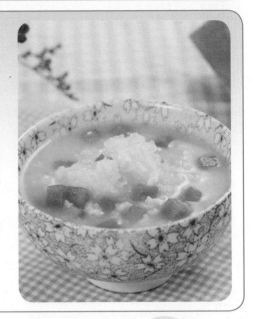

## 孙树侠话粥膳

这款粥的主要食材是木瓜，其含有丰富的蛋白质、维生素、矿物质，可以有效补充人体必需的营养成分，消除体内过氧化物等毒素，木瓜还含有凝乳酶，有通乳的作用，可以丰胸、促进乳房发育。

### 如何挑选木瓜

1.木瓜在挑选的时候，要选择外表全部是黄透的，或者用手轻轻按下，有点软的感觉，就非常甜。

2.瓜的肚子比较大的，说明瓜肉较厚，吃起来爽口。

3.观察瓜蒂：新鲜木瓜的瓜蒂会流出像牛奶一样的液汁，而时间长的木瓜，则呈现黑色。

# 孙树侠话食材

## 【木瓜】

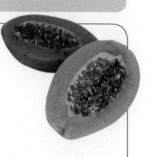

具有健脾消食，抗炎抑菌，解毒消肿，行气活血等功效。木瓜可辅助治疗过敏、灼伤、出血、便秘、慢性中耳炎、白血病等，还具有软化血管、降低血脂、促进消化等作用。

 **宜** 木瓜+猪油：有助于油脂消化。

木瓜+带鱼：补虚通乳。

 **忌** 木瓜+胡萝卜：破坏维生素C。

木瓜+南瓜：破坏维生素C。

## 木瓜食法要略

1.木瓜分两种类型，一种瓜身苗条，瓜肉厚、瓜子少、汁水多、清甜，作水果吃；另一种瓜身圆圆的，瓜肉薄、瓜子多、瓜汁稍少，一般煲汤用。

2.食用的熟木瓜可以生吃，也可与蔬菜、肉类搭配食用。

# 纤体塑身

我们完全可以通过饮食调养让机体达到最佳的健康状态，从而通过调整人体的生理功能，改善身体的现状，达到纤体塑身的效果。

## 生姜红枣粥

**原料**

大米100克、姜8克、干红枣2枚。

**做法**

1.大米淘洗干净，干红枣洗净，姜切成片。

2.锅中放入适量的水，大火煮开之后放入大米、干红枣和姜片同煮。

3.大火煮10分钟之后转成小火继续煮40分钟，至粥黏稠即可。

**功效**

增强身体代谢机能，提高脂肪燃烧率。

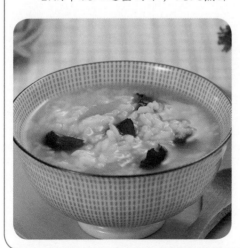

### 孙树侠话粥膳

由于生姜含有挥发性姜醇、姜辣素等成分，具有调和百味、开胃驱寒、增进食欲的作用，因此生姜也有"食物味精"的美誉，特别是生姜可以促进血液循环，从而有减肥、塑身的功效。但是在食用生姜时一定要考虑自己的体质，切记乱吃。

# 孙树侠话食材

## 【生姜】

性温，其特有的姜辣素可以刺激胃肠黏膜，使胃肠道充血，消化能力增强，能有效地治疗寒凉食物引起的腹胀、腹痛、腹泻、呕吐等。吃过生姜后，人会有身体发热的感觉，血液循环加快，促使身体毛孔张开，有一定的减肥效果。

 生姜+甲鱼：滋阴补肾、填精补髓。

生姜+绿豆芽：祛寒，增加粥的美味。

 生姜+狗肉：易上火。

## 生姜食法要略

1.不要去皮：有的人吃姜喜欢削皮，这样做就无法发挥姜的整体功效，鲜姜在洗干净之后就可以切丝或切片直接食用。

2.凡属阴虚火旺、目赤内热者，或患有痈肿疮疖、肺炎、肺结核、胃溃疡、胆囊炎、肾盂肾炎、糖尿病、痔疮者，都不要长期食用生姜。

3.从治病的角度而言，生姜红糖水只适用于风寒感冒或淋雨后有胃寒、发热的患者，不能用于暑热感冒或风热感冒患者，也不能用于治疗中暑。

4.千万不要吃腐烂的生姜。腐烂的生姜会产生一种毒性很强的物质，能够破坏肝细胞、食道上皮细胞，诱发肝癌、食道癌等。

5.夏季吃生姜要适量，不是越多越好。夏季天气炎热，人们容易口干、烦渴、咽痛、汗多，生姜性辛温，属热性食物，因此不宜多吃。

# 薏苡仁芸豆粥

原料

薏苡仁80克，芸豆30克，粳米60克，冰糖适量。

### 做法

1.将芸豆、薏苡仁浸泡3小时后，与粳米同放入锅中。

2.加水熬煮成粥，调入冰糖搅匀即可。

### 功效

健脾利湿、消食化积，促进脂肪代谢，有利于减肥。

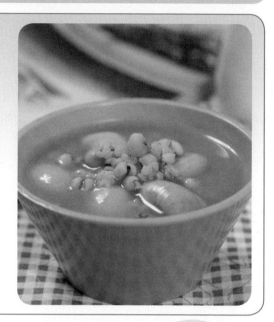

## 孙树侠话粥膳

薏苡仁的食用功效很多，可以增强人体的免疫力和抗炎作用，还有美白肌肤、减肥的作用。芸豆则能够利肠胃、止呃逆、益肾补元，二者一起熬粥，是最佳的搭配。

## 芸豆食法要略

我们在烹饪芸豆的时候一定要煮透了再吃，因为生芸豆含有皂苷和血球凝集素，前者存在于豆荚表皮当中，而后者则存在于豆粒当中。所以，食用生芸豆是会引起中毒的，表现为头昏、恶心、呕吐、腹泻，严重时甚至会危及生命。另外，芸豆非常适合心脏病患者和患有肾病、高血压等需低钠的饮食者食用。

# 孙树侠话食材

【芸豆】

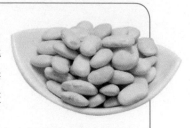

味甘平，性温，具有温中下气、利肠胃、益肾补元等功用，是一种滋补食疗佳品。芸豆还含有皂苷、尿毒酶和多种球蛋白等独特成分，具有提高人体自身的免疫能力，增强抗病能力的作用。

 芸豆+莴笋：补充钙质。
芸豆+猪蹄：营养丰富。

 芸豆+田螺：引发结肠癌。

## 如何挑选芸豆

1.色泽：鲜艳有光泽的芸豆是好豆；色泽暗淡，没有光泽的则是劣质豆。

2.质地：颗粒饱满且整齐均匀，没有破瓣、缺损、虫害、霉变、挂丝的为好豆；如果颗粒瘦瘪，不完整，大小不一，有破瓣，有虫蛀，霉变的为劣质豆。

3.干湿度：用牙咬豆粒，发音清脆成碎粒，说明芸豆非常干燥；如果发音不脆则说明芸豆比较潮湿。

4.香味：优质的芸豆具有正常的香气和口味；出现酸味或霉味的芸豆则是次品。

# 胡萝卜蛤蜊粥

## 原料

粥底1锅、蛤蜊肉100克、胡萝卜1根、姜丝5克、芦笋50克、食盐适量。

## 做法

1.粥底煮开，放入胡萝卜煮10分钟；加入泡好的蛤蜊肉、姜丝继续煮15分钟。

2.芦笋过热水，切丁，放入粥内，用少量食盐拌一下即可。

## 功效

减肥去脂，降低胆固醇。

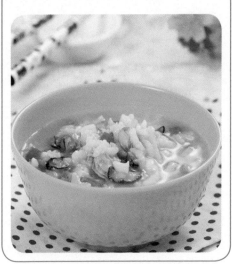

# 孙树侠话食材

## 【蛤蜊肉】

富含蛋白质、脂肪、维生素A、维生素$B_1$、维生素$B_2$和钙、镁、碘等，有抑制胆固醇合成，加速胆固醇代谢的作用，可以有效降低体内胆固醇。

**宜** 蛤蜊肉+豆腐：滋阴润燥、利水消肿、美容养颜、减肥健美。

**忌** 蛤蜊肉+田螺：易引起中毒。

# 孙树侠话粥膳

蛤蜊肉我们经常烤着吃，有的时候还会喝上一杯扎啤，但是我建议大家把这种极易患上痛风的吃法先扔到一边，让我们一起来学习这款粥，蛤蜊肉做粥，醇美香滑，非常鲜美，而且营养非常丰富。

# 第6章

## 防病祛疾喝对粥

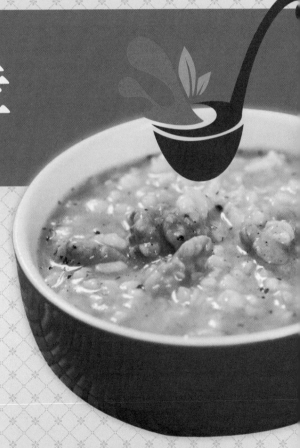

**"** 健康应与财富同在，事业同在。 **"**

——孙树侠

# 高血压

高血压患者对饮食是非常挑剔的，只有合理的饮食才能对控制血压起到辅助效果。

## 葛根小米粥

**原料**

葛根粉50克，小米80克。

**做法**

1.小米入锅，加水烧沸。

2.将葛根粉加水搅拌均匀倒入锅中，小火熬煮至熟即可。

**功效**

降糖降压，生津止渴，滋阴养血，健脾和中。

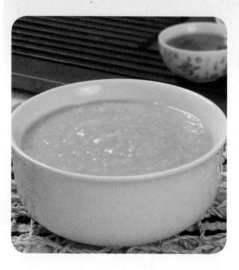

### 如何识别葛根粉与淀粉

由于葛根粉和淀粉的颜色比较相似，有一些不法商贩将便宜的淀粉参入葛根粉中，其实，我们是完全有办法分辨的。

用沉淀过滤加工的葛根粉比重较大，重量非常重，粉末也不容易飞扬，用手搓有搓沙子一样的感觉，而且颜色为白色。但是淀粉比重轻，粉末容易飞扬。

# 孙树侠话食材

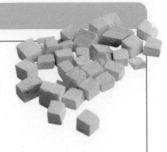

## 【葛根】

具有解表退热、生津止渴、滋润筋脉、透疹、止泻等功效，常食葛根能增强体质、提高机体抗病能力，延缓衰老。葛根中所含的葛酮和葛根素能使血浆肾素活性和血管紧张素显著降低，使血压下降。

 葛根+柴胡：解表退热。
葛根+麻黄：缓解项背肌肉痉挛。

 葛根没有特别的配伍禁忌，但是为了安全起见，需要配伍其他食材时请询问医生。

## 孙树侠话粥膳

葛根是女性朋友少不了的滋补药材，而小米的口感非常细腻，很多人都喜欢，因此葛根和小米熬制成粥，不仅具有了辅助降低血压的功效，也让这款粥膳的口味更加细腻。

### 葛根食法要略

1.葛根既可以与其他药物配伍，也可以与食物搭配服用。

2.服用葛根要谨遵医嘱。

3.胃寒、阴虚火旺者慎用。

4.高血压、高血脂、高血糖及偏头痛等心脑血管病患者宜用。

5.更年期妇女、易上火人群、长期饮酒者也可以适当食用。

# 黄豆苹果粥

## 原料

黄豆40克，苹果20克，粳米30克。

## 做法

1. 黄豆洗净，浸泡一夜备用。

2. 粳米淘洗干净，苹果切丁备用。

3. 将泡好的黄豆与粳米一同放入锅中，加水熬煮至豆烂米稠。

4. 放入苹果丁搅拌均匀后即可。

## 功效

降脂降压，生津止渴，健脾益胃，润肺止咳。

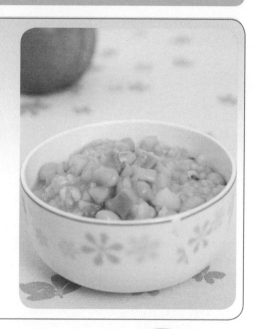

## 孙树侠话粥膳

这款粥具有健脾胃、润肺生津、补中益气、清热化痰、降血脂的作用，特别适合高脂血症、慢性胃炎、胃下垂等病患者食用。

### 黄豆食法要略

1. 黄豆可以鲜吃，也可以对其进行干燥处理或提炼出豆奶，而且黄豆非常适宜炖菜。

2. 鲜黄豆在尚嫩的时候就可以食用。鲜黄豆含有的胰岛素和植酸钙镁，只有在烹制和发酵时才能中和，因此正确的烹制黄豆非常重要。

# 孙树侠话食材

## 【黄豆】

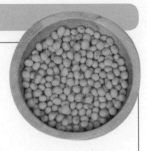

具有健脾宽中、清热、解毒等功效，可用于妊娠高血压综合征、疮痈肿毒、小儿佝偻病、骨质疏松、癌症等病证的辅助治疗。

 黄豆+猪蹄：调血、养血、通乳。

黄豆+蜂蜜：健脾胃、利大肠、通血脉、消水肿。

 黄豆+虾皮：易引起消化不良。

黄豆+猪血：易引起消化不良。

## 如何挑选黄豆

1.看色泽：色泽为黄色，鲜艳并且有光泽的是好大豆。如果色泽暗淡，无光泽则是劣质大豆。

2.看质地：颗粒饱满而且整齐均匀，无破瓣，无缺损，无虫害，无霉变，无挂丝的是优质大豆。颗粒瘦瘪，不完整，大小不一，有破瓣，有虫蛀，霉变的为劣质大豆。

3.干湿度：用牙咬豆粒，如果发音清脆呈碎粒，说明大豆干燥。如果发音不清脆则说明大豆潮湿。

4.闻香味：优质大豆具有正常的香气和口味，如果有酸味或霉味的大豆则质量较次。

# 高脂血症

由于脂肪代谢或运转异常使血浆一种或多种脂质高于正常称为高脂血症，脂质不溶或微溶于水必须与蛋白质结合以脂蛋白形式存在，因此，高脂血症常为高脂蛋白血症。

## 红小豆薏苡仁粥

**原料**

红小豆20克，薏苡仁60克。

**做法**

1.将薏苡仁和红小豆淘洗干净后浸泡3小时。

2.锅里加适量水，放入红小豆、薏苡仁，先大火烧沸，再改用小火煮熟即可。

**功效**

降糖降脂，抗菌消炎，清利湿热，利尿。

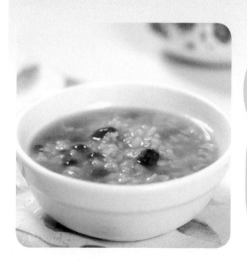

### 红小豆食法要略

1.红小豆适宜煮粥，做豆馅。做之前最好先把红小豆浸泡一夜再煮，这样豆子就容易煮烂了。

2.红小豆有减肥功效，偏瘦者应少吃。

3.尿频者忌吃红小豆，因为红小豆有利尿功效。

4.红小豆不宜与动物肝脏搭配食用，容易引起中毒。

# 孙树侠话食材

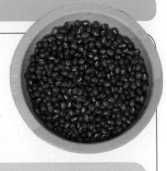

## 【红小豆】

具有滋补强身、健脾利湿、抗菌消炎、利尿解毒、补血等功效。红小豆能增进食欲，促进胃肠消化吸收，对防治贫血、近视、脚气病有辅助作用，对糖尿病也有很好的食疗功效。

 **宜** 红小豆+山药：清热祛湿，健脾养胃，增进食欲，促进胃肠消化吸收。

红小豆+百合：消肿利水，润肺止咳。

 **忌** 红小豆+羊肉：引起中毒。

红小豆+茶叶：降低人体对铁元素的吸收。

# 孙树侠话粥膳

这款粥有极强的祛湿、消肿功效，而且实践证明，红小豆、薏苡仁还具有非常好的减肥功效，还不会伤害到身体，特别是对于中老年肥胖者来说，减肥效果是非常好的。

## 如何选购红小豆

1.颜色要选鲜红的：红小豆之所以红，就是因为它吸收了充足的太阳能量，越红口感和味道就越好。生的红小豆是不变色的，如果在清洗时就掉色，可能是染色的，这样的红小豆不能购买。

2.颗粒应选饱满的：颗粒完整，大小均匀的红小豆品质比较好，过小的红小豆发育不良，过大的红小豆可能含有一些生长素。

# 海带绿豆粥

**原料**

海带15克，绿豆15克，甜杏仁9克，玫瑰花6克，红糖适量。

**做法**

1.将绿豆洗净，海带切丝。

2.将海带、绿豆、甜杏仁一起放入锅中，加水煮，再加入布包的玫瑰花。

3.将海带、绿豆煮熟之后，把玫瑰花取出，加入红糖即可。

**功效**

清热解毒、降糖降脂。

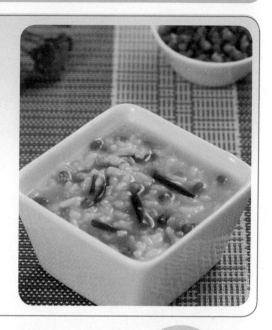

## 孙树侠话粥膳

海带中含有大量的碘元素，而碘是人体必需的营养元素之一，缺碘则会出现甲状腺肿大，经常食用此粥就能有效防治此病，还能预防动脉硬化，降低胆固醇与血脂的积聚。

### 海带食法要略

1.干海带食用前应在水中浸泡1~2小时，以去除海带中含有的有毒物质——砷。浸泡时间不要超过5小时，以免水溶性营养物质流失过多。

2.患有甲状腺功能亢进的人不宜吃海带。

# 孙树侠话食材

## 【海带】

具有抗菌、抗病毒、抗肿瘤、抗氧化、抗辐射、降压、降脂等功效，有改善内分泌失调、抑制红细胞和血小板聚集，改善微循环，预防缺碘引起的甲状腺肿等作用。

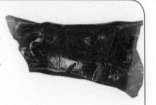

海带+菠菜：维持人体钙与磷的平衡。

海带+猪排：润泽肌肤。

海带+猪血：容易导致便秘。

海带+柿子：容易引起胃肠不适。

## 如何选择海带

1.看其表面是否有白色粉末状附着，因为海带不仅是含碘高，还含有一种贵重的营养药品——甘露醇。碘和甘露醇，特别是甘露醇则呈一种白色粉末状附在海带表面，这样的海带是优质的，没有任何白色粉末的海带反而质量比较差。

2.海带以叶宽厚、无枯黄叶者为优质品。

3.去正规超市和商场购买，并且选择标有"QS"标志的海带产品。

4.海带的正常颜色是褐绿色和深褐绿色，海带在经过食盐制或晒干之后，就会具有自然灰绿色。颜色鲜艳、翠绿色的海带购买的时候一定要慎重。

5.海带在购买回家之后如果清洗时发现水有异常颜色，应停止食用。

# 糖尿病

长期摄入高脂肪、高热量的食物是患糖尿病的重要因素，因此，患了糖尿病之后，通过严格的饮食控制血糖，就成为治疗糖尿病最根本的方法之一。

## 菊芋粥

### 原料

菊芋80克，粳米120克，食盐适量。

### 做法

1.粳米淘洗干净，入锅，加水适量煮沸。

2.将菊芋洗净，切细丁，放入锅中与粳米一块熬煮成粥，放食盐调味即可。

### 功效

降糖降脂，利水祛湿，和中益胃，清热解毒。

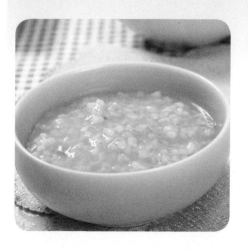

## 孙树侠话粥膳

菊芋，又名洋姜，洋姜提取菊糖，可治疗糖尿病，其对血糖具有双向调节作用。菊芋中含有较多的磷和大量的膳食纤维，不但能利尿，还能控制血糖、降低血脂、减肥，对糖尿病性肥胖症、高脂血症有较好的辅助疗效。

# 孙树侠话食材

## 【菊芋】

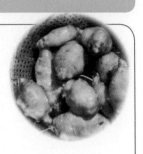

具有利水祛湿、和中益胃、清热解毒等功效，适用于糖尿病、水肿、小便不利者。经常食用能够提高人体免疫功能，预防肠道肿瘤，防龋齿，抗衰老，促进人体对矿物质的吸收等。

 菊芋+大蒜：健体补虚。
菊芋+酸奶：促进体内有益菌群的生长和人体钙质的吸收。

 菊芋+鸡蛋：易引起食物中毒。

## 腌制菊芋的注意事项

1.如果觉得自然风干时间太久，可以直接将菊芋洗净，切片再摊平晾晒，等到水分略干后，再加剁椒酱腌制，但是菊芋的切片千万不能太薄，晒得太干的菊芋没有水分就不脆了。

2.腌制菊芋的盒子、瓶子和搅拌、夹取的器具一定要无水、无油，而且菊芋片不能带生水，否则腌制过程中容易腐烂变味。

3.如果需要做大量的酱菊芋，可以多准备一些剁椒酱，或者干脆自己买辣椒制作剁椒酱，建议不要用盒子装，可以买一个大荷叶坛子，将菊芋入坛腌制，但是材料的分量需要按比例进行添加。

# 玉米面糊

**原料**

玉米面100克，碱适量。

**做法**

1.将玉米面加入少量凉水、碱，搅成糊状。

2.将玉米糊缓缓倒入开水锅中，用饭勺不断地搅动。再一次烧沸后即可。

**功效**

可以缓解餐后血糖上升，预防动脉硬化及便秘。

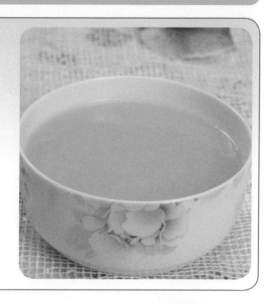

## 孙树侠话粥膳

我们之所以要求在煮玉米面时放入适量的碱是因为只有在碱的参与下，玉米当中的烟酸才能得以释放，供人体吸收。这样，我们在食用玉米面的时候才能够更好地吸收玉米面的营养，以免造成玉米面中营养元素的流失。

### 玉米食法要略

1.玉米胚尖是玉米的精华所在，吃玉米时应注意吃进胚尖。

2.尽量不要单一吃玉米，应配合吃豆类食品。因为玉米蛋白质中缺乏色氨酸，单吃玉米容易发生癞皮病。

3.玉米最好采用蒸、煮方式，这样可获得更多的抗氧化剂，不要烤或生吃。

# 孙树侠话食材

## 【玉米】

能降低血清胆固醇，防止高血压、冠心病的发生，并具有延缓细胞衰老和脑功能退化等作用。因此，玉米可调中开胃、益肺宁心、利尿，适用于高血压、糖尿病、肝炎等症的辅助治疗。

 宜　玉米+黄豆：健脾胃，降胆固醇。

玉米+菜花：养胃健脾、补虚润肤。

 忌　玉米+田螺：易引起恶心、呕吐、头晕。

玉米+土豆：易引起体重增加，血糖上升。

## 如何挑选玉米

在购买生玉米的时候，要挑选七八分成熟的，太嫩的玉米，水分太多；太老的玉米，其中的淀粉增加而蛋白质减少，口味欠佳。

建议尽量选择新鲜的玉米，其次也可以考虑冷冻玉米。

玉米一旦过了保存期限，非常容易受潮发霉而产生毒素，购买时要注意查看生产日期和保质期。

# 贫血

预防贫血主要为骨髓提供充足的造血物质。铁是制造血红蛋白的主要原料，因此我们应该多吃含铁丰富的食物，比如，瘦肉、猪肝、蛋黄及海带、发菜、紫菜、木耳、香菇、豆类等。

## 阿胶白皮粥

**原料**

阿胶15克，桑白皮15克，糯米100克，红糖20克。

**做法**

1.将桑白皮煎成汁。

2.糯米入锅熬煮成粥，然后倒入桑白皮汁、阿胶，再煮10分钟。

3.加入红糖搅匀即可。

**功效**

滋阴补血，润燥清肺，健脾养胃，补中益气。

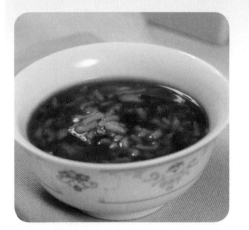

## 孙树侠话粥膳

这款粥虽然有很明显的补血养颜的作用，但是脾胃虚弱、消化不良，有实热证、寒证及出血证及内有瘀滞的人是不宜食用的。

# 孙树侠话食材

## 【阿胶】

味甘、性平，能滋阴、养血、补血、还具有安胎的作用。药理研究也同时证实，阿胶富含蛋白质、钙、氨基酸等，具有改善血钙平衡和促进红细胞生成的作用。

 宜　阿胶+红枣：补血养颜。
阿胶+黄芪：改善营养性贫血，调节人体免疫力。

 忌　阿胶+萝卜：降低滋补的效果。
阿胶+牛奶：降低滋补的效果。

## 【桑白皮】

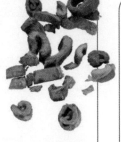

具有润肺平喘、行水消肿等功效，适用于肺热喘咳、吐血、水肿、脚气、小便不利等疾病的辅助治疗。

 宜　桑白皮+枸杞子：利水消肿。

 忌　桑白皮没有特别的搭配禁忌，但是为安全起见，还请谨遵医嘱。

## 桑白皮食法要略

1.桑白皮既可水煎，代茶饮，又可与其他药材、食材搭配，制作成药膳服用。

2.小便多及风寒咳嗽的人忌服。

3.应到正规、信誉好的药店购买品质好的桑白皮。干燥根皮，多呈长而扭曲的板状，或两边向内卷曲成槽状的为优质桑白皮。

# 猪血鲫鱼粥

## 原料

生猪血块200克，鲫鱼100克，大米100克。

## 做法

1.将鲫鱼除鳞、去肠杂及鳃，切成小块。

2.鲫鱼和生猪血块、大米煮粥食用即可。

## 功效

辅助治疗贫血，缓解头痛、眩晕等症。

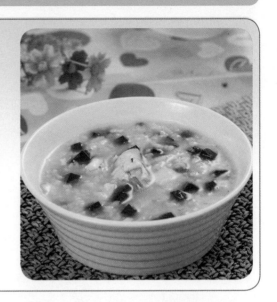

## 孙树侠话粥膳

猪血鲫鱼粥能够辅助治疗贫血。我之前就有贫血的问题，坚持食用这款粥一段时间之后，就感觉头晕的症状有明显的改善，而且身体的各项指标也都开始逐渐回升到正常水平。

## 猪血食法要略

1.烹饪猪血要先用沸水余透。

2.烹饪猪血一定要配有葱、姜、蒜、辣椒等，用以去掉腥膻味。

3.猪血和其他食物搭配，具有不同的补益效果。

4.食用猪血后，大便的颜色有可能发生改变。

# 孙树侠话食材

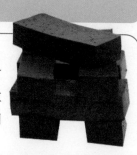

## 【猪血】

　　具有补血、利肠通便、止血等功效，可防止缺铁性贫血、恶性贫血，能清除体内"垃圾"，对尘埃及金属微粒等有害物质有净化清除作用，对营养不良、体虚和病后调养均有益处。

宜　猪血+菠菜：调理肝血，养护肝脏。
　　猪血+蒜苗：补血养血，利肠通便。

忌　猪血+海带：容易引起便秘。
　　猪血+黄豆：容易引起消化不良。

## 【鲫鱼】

　　具有健脾利湿、和中开胃、活血通络、温中下气、健脑益智等功效，对脾胃虚弱、溃疡、水肿、心脑血管疾病等病也有补益作用。

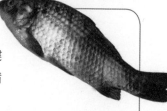

宜　鲫鱼+黄豆芽：通乳，适用于产后胃气虚。
　　鲫鱼+木耳：抵抗衰老，润肤养颜。

忌　鲫鱼+麦冬：影响营养效果。
　　鲫鱼+蜂蜜：容易导致营养流失。

# 心烦失眠

心烦失眠的人日常应注意摄取具有养心安神、促进睡眠作用的食物，如核桃、百合、桂圆、莲子、红枣、小麦、蜂蜜、猪心、猪肝等，而且日常膳食应以清淡宜消化者为主，多吃蔬菜和水果。

## 鹌鹑枸杞子粥

**原料**

新鲜鹌鹑1只，枸杞子15克，核桃仁15克，大米100克。

**做法**

1.将鹌鹑洗净，煮熟，备用。

2.将枸杞子浸泡数分钟，核桃仁炒熟碾碎。

3.枸杞子、核桃仁和大米放锅中，加适量水，大火煮沸后，小火煮成粥后放入鹌鹑肉，小火煮5分钟即可。

**功效**

滋阴补血、养心安神，适用心脾两虚失眠症。

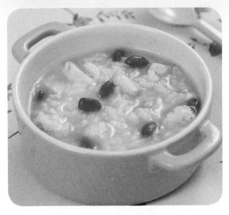

## 孙树侠话粥膳

鹌鹑具有补中益气、滋养五脏、清热利湿等功效，而枸杞子具有滋阴养血、补益肝肾等功效。二者一起熬粥，对于心烦失眠，久病体虚，食欲不振，气短疲倦等症状有一定的辅助治疗和改善作用。

# 孙树侠话食材

## 【鹌鹑】

具有补益五脏、养肝清肺、强壮筋骨、止泻痢、消疳积等功效，对于治疗消化不良、头晕乏力、神经衰弱等证有辅助作用。胃病、肝肿大、腹水、贫血等患者食用可使病证有所缓解。

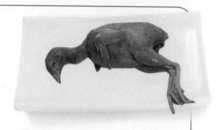

**宜** 鹌鹑+大枣：对贫血、面色苍白有辅助治疗效果。

**忌** 鹌鹑+猪肝：破坏维生素C。
鹌鹑+木耳：容易引起痔疮。

## 如何挑选鹌鹑肉

新鲜的鹌鹑眼球饱满，皮肤富有光泽，肌肉切面也有光泽，而且有鲜肉的正常气味。肉体表面微干，不黏手，当用手指压肉之后的凹陷可以立刻恢复；而劣质的鹌鹑肉，眼球皱缩凹陷，皮肤色泽暗，体表和腹腔内有不舒服的气味，甚至是臭味，表面黏手、腻滑，用手指压肉后的凹陷恢复很慢或者是无法完全恢复。

## 鹌鹑食法要略

1.鹌鹑肉不宜与蘑菇搭配，易引发痔疮。

2.鹌鹑非常适合婴幼儿、孕产妇、老人及身体虚弱的人食用。

3.脑血管病患者不宜多食鹌鹑蛋。

# 猪心粥

粳米150克，猪心300克，葱末、姜末、料酒、食盐、味精、猪油（炼制）各适量。

**做法**

1.粳米淘洗干净，用冷水浸泡30分钟捞出，沥干水。

2.猪心洗净，切成片，放入碗内，加入料酒、姜末、葱末拌腌。

3.锅中加入适量水，将粳米放入，用大火烧开，加入猪油、猪心，搅拌几下，再改用小火熬煮。

4.见粥将成时，放入食盐、味精拌匀，再稍焖片刻即可。

**功效**

补虚养心、安神定惊。

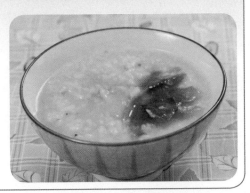

# 孙树侠话粥膳

这款粥适合心烦失眠的人长期食用，而且操作简单，口感鲜美。特别是到了换季的时节，家中的老年人可以适量喝猪心粥，不仅非常营养而且很容易消化。

## 猪心食法要略

1.猪心通常有异味，如果处理不好，菜肴的味道会大打折扣。在买回猪心后，应立即在少量面粉中"滚"一下，放置1小时左右，之后用水洗净，再进行烹炒。

2.烹调猪心的时候最好用辣椒、葱、姜等佐料，以压味，另外也不宜只用猪心单独烹饪。

# 孙树侠话食材

## 【猪心】

性平，无毒，入心经。具有补虚，安神定惊，养心补血的功效。可辅助治疗心虚失眠、惊悸、自汗、精神恍惚等症。

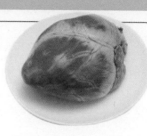

 猪心+小米：有助于改善睡眠。

 猪心+吴茱萸：产生有害物质，不利身体健康。

## 如何挑选猪心

新鲜的猪心，心肌为红色或淡红色，脂肪为乳白色或微带红色，心肌结实而有弹性，无异味。

变质的猪心，心肌为红褐色，脂肪微绿有味，心肌无弹性，组织松软，心的上部有结节、肿块，颜色不正，有斑点或心外表有绒毛样包膜粘连。

## 猪心适合人群

1.心虚多汗、自汗、惊悸恍惚、怔忡、失眠多梦的人适宜食用。

2.猪心胆固醇含量偏高，高胆固醇血症者忌食。

# 消化不良

消化不良是一种临床症候群，是由胃动力障碍所引起的疾病，主要分为功能性消化不良和器质性消化不良。其中对功能性消化不良，我们可以通过饮食调整来改善，而对器质性消化不良应先去就医，而后通过饮食进行调理。

## 菠萝粥

**原料**

菠萝100克，粳米50克。

**做法**

1.菠萝去皮、切丁。

2.粳米入锅，加水熬煮成粥。

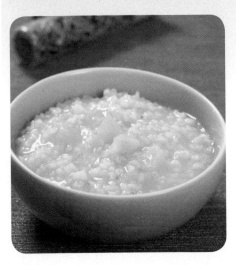

3.放入菠萝丁，搅拌均匀即可。

**功效**

清热解渴，健胃消食，补脾止泻，消肿祛湿。

## 孙树侠话粥膳

菠萝中富含的B族维生素，能够有效滋养肌肤，防止皮肤干裂，滋润头发。而且菠萝粥还能够滋润胃肠，在一定程度上帮助消化，减肥消脂，绝对是爱美女性不能错过的家常美容佳品。

# 孙树侠话食材

## 【菠萝】

具有清热解渴、健胃消食、补脾止泻、消肿祛湿等功效，菠萝可用于神疲乏力、腰膝酸软、肾炎水肿、寄生虫病、痛经、心脏病、高血压、咳嗽痰多、咽喉肿痛等疾病的辅助治疗。

 菠萝+猪肉：促进人体的消化吸收。

 菠萝+鸡蛋：影响消化吸收。

菠萝+牛奶：影响人体对蛋白质的消化吸收。

## 如何挑选菠萝

1.看颜色：外表金黄色的菠萝说明已经成熟了，味道比较甜。

2.矮胖型的菠萝要比瘦长型的菠萝肉更多，更结实，味道也更甜。

3.用手按压菠萝果身，如果有明显的充实感，说明这个菠萝果肉比较饱满。坚硬而无弹性的则是带生采摘的，含糖分不足。

4.仔细闻一下菠萝的底部，香气越浓表示水果越甜。

## 菠萝食法要略

1.用凉开水调服菠萝汁可以治疗糖尿病患者的口渴症状。

2.菠萝直接吃很酸涩，如果把削好的菠萝切片浸泡在淡食盐水中，就会消除酸涩味。而且用淡食盐水浸泡过的菠萝，吃后不会发生过敏现象。

# 桑葚藕粉糊

**原料**

桑葚50克，藕粉50克，白糖适量。

**做法**

1.将桑葚洗净。

2.藕粉冲泡成糊，放入桑葚、白糖，搅拌均匀即可。

**功效**

滋补肝肾，促进消化。

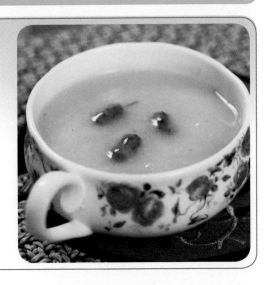

## 如何选购莲藕

一看：买藕的时候要挑选藕身肥大、无伤、不变色、无锈斑、不断节的，千万不要选择看上去过分嫩白的藕块。

二闻：正常的藕块有清新的香气，"漂白藕"细闻会有一种化学试剂的味道。

三摸：正常藕块的表面多附有泥沙，有粗糙感，而"漂白藕"表面则较为光滑、湿润。

## 孙树侠话粥膳

桑葚藕粉糊是一款非常美味的粥膳，它的主要原料就是桑葚，这款粥具有改善消化不良，抗衰防老的功效，适用于脾胃不好的人食用。

# 孙树侠话食材

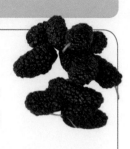

## 【桑葚】

　　味甘酸，性微寒，入心经、肝经、肾经，为滋补强壮、养心益智佳果。具有补血滋阴、生津止渴、润肠等功效，对防治阴血不足而致的头晕目眩、耳鸣心悸、烦躁失眠、腰膝酸软、须发早白、消渴口干、大便干结等症有辅助疗效。

 宜　　桑葚+红枣：软化、扩张血管，预防心血管疾病。

　　桑葚+粳米：滋补肝肾，滋阴助阳。

忌　　桑葚+螃蟹：影响营养的吸收。

　　桑葚+鸭蛋：易引起胃痛，消化不良。

## 【莲藕】

　　具有解渴生津、祛瘀清热、止血健胃、益气醒酒等功效，藕能刺激肠道，促进排便，对肝病、便秘、尿血、吐血等虚弱症者有益。

 宜　　莲藕+生姜：辅助治疗心烦口渴，呕吐不止。

　　莲藕+猪肉：滋阴润燥，养胃益气。

 忌　　莲藕+香蕉：容易引起腹胀。

# 便秘

便秘最主要的表现是大便次数减少，间隔时间延长，粪质干燥，排出困难，也可能是粪质不干，但是排出不畅。可以伴随出现腹胀、腹痛、食欲减退、反胃、大便带血等症。

## 香蕉奶糊

### 原料

香蕉2个（200克），牛奶500克。

### 做法

1.香蕉去皮切成小段。

2.将牛奶、香蕉同放入锅中，边熬

煮，边用小勺捻碎香蕉。

3.煮至起泡关火即可。

### 功效

生津润肠，宽胸解忧，理气止痛，补虚安神。

## 孙树侠话粥膳

这款粥膳含有丰富的蛋白质、碳水化合物、钙、钾、磷、铁、锌，维生素C等多种营养素。而且香蕉一直就有"智慧之果"的美称，成年人经常食用此糊能够润肠通便，婴幼儿经常食用此糊，具有益智作用。

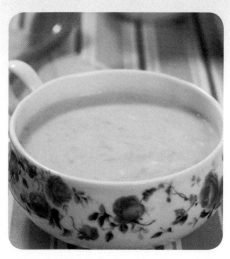

# 孙树侠话食材

## 【香蕉】

具有润肠通便、清热解毒、润肺止咳、健脑安神、助消化、滋补等功效。香蕉可消除疲劳，对忧郁症、肥胖症、高血压病、糖尿病等病证有较好的辅助疗效。

 香蕉+芝麻：补益身体，提高睡眠质量。

香蕉+川贝母：清热生津，润肺滑肠。

 香蕉+土豆：容易起化学反应，导致脸部生斑。

香蕉+红薯：引起腹痛、腹泻、恶心。

## 如何挑选香蕉

在挑选香蕉的时候，应该寻找那些果形端正、大而均匀、整把香蕉没有缺损和脱落、色泽鲜亮的；另外，需要注意的是，新鲜的香蕉应该果面光滑，无病斑、无创伤、果皮易剥离，果肉稍硬，捏上去不发软，口感香甜、不涩、无怪味。假如发现香蕉皮黑肉软，或者香蕉柄泛黑，枯干皱缩，极有可能已经开始腐坏，不要购买。

## 香蕉食法要略

1.不宜空腹吃。
2.香蕉也可制成干品食用。
3.关节炎和糖尿病患者忌食。

# 红薯大米粥

**原料**

红薯100克，大米60克。

**做法**

1.将大米淘净，红薯洗净去皮、切块。

2.将红薯、大米同放入砂锅中，加入清水，熬煮成粥即可。

**功效**

养阴生津，通便，可加快人体新陈代谢。

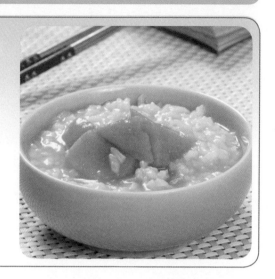

## 孙树侠话粥膳

红薯虽然味美甘甜，但是不能多吃，否则会导致滞气、烧心、吐酸水、腹胀和排气过多。对于老年人来说，脾胃虚弱，可以多喝点红薯粥，不仅易于消化，还能保护胃肠，促进胃肠运动，让排便更加轻松，早日摆脱便秘的困扰。

### 红薯食法要略

1.红薯适合蒸、煮食用。

2.不宜吃凉红薯，易导致胃肠不适。

3.红薯不宜多吃，以免出现吐酸水或"烧心"的情况。

4.胃溃疡、胃酸过多的人不宜吃红薯，以免加重病情。

5.带有黑斑的烂红薯不能吃，以免中毒。

# 孙树侠话食材

## 【红薯】

具有补中和血、益气生津、宽肠胃、通便等功效，对直肠癌、高血压病、肥胖症也有一定的辅助疗效。

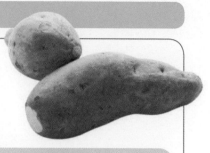

 宜　　红薯+莲子：润肠通便，美容养颜。

红薯+猪排：为人体提供充足的膳食纤维。

忌　　红薯+西红柿：容易形成结石。

红薯+螃蟹：容易形成结石。

## 如何挑选红薯

1.形状和口味：红薯主要分为黄瓤红薯和白瓤红薯。黄瓤红薯的体形较长，外皮呈淡粉色，含糖多，煮熟之后瓤呈红黄色，味甜可口；白瓤红薯体形比较胖，皮呈深红色或紫红色，含淀粉多，煮熟之后瓤呈白色，味道甜而面。

2.选择新鲜红薯：一般要选择外表干净、光滑、形状好、坚硬和发亮的红薯；发芽、表面凹凸不平的红薯不建议购买，如果发现红薯表面上已经出现了小黑洞，说明红薯内部已经腐烂。

3.选择容易保存的红薯：表面有伤的红薯不能长时间保存，因此也不建议购买。

# 月经不调、痛经

月经不调是很多女性朋友面临的问题，主要表现为月经周期或出血量的异常，或是月经前、经期时的腹痛及全身症状。

## 黑糯米粥

### 原料

大枣30克，桂圆10粒，黑糯米100克，红糖适量。

### 做法

1.大枣洗干净备用，桂圆去皮洗干净备用。

2.将黑糯米洗净，再放入大枣、桂圆和适量水煮粥，依口味加入适量红糖即可。

### 功效

益气补血，对月经不调有辅助疗效。

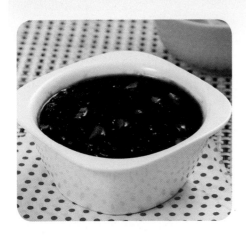

## 孙树侠话粥膳

黑糯米直接食用非常容易因其黏性导致肠胃消化不良，但是加入大枣、桂圆一起熬制成粥，可以减轻胃肠不适。

# 孙树侠话食材

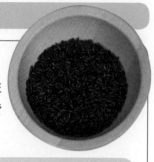

## 【黑糯米】

味甘、性温，入脾经、胃经、肺经；具有补中益气，健脾养胃，止虚汗的功效。黑糯米颗粒均匀，颜色紫黑，食味香甜，甜而不腻，有紫糯米或"药谷"之称。

黑糯米+山药：强健脾胃。

黑糯米+莲子：温中止泻，改善食欲不振。

黑糯米+苹果：容易引起消化不良。

## 如何挑选黑糯米

我们应该选择米粒较大且饱满，颗粒均匀，有米香，无杂质的黑糯米。假如黑糯米的碎粒很多，混有杂质，没有黑糯米特有的清香味，则说明黑糯米的存放时间过久，不宜选购。

## 黑糯米食法要略

1.黑糯米不宜做主食，比较适合做糕点和小吃类食物，还可用于酿酒。

2.一次不可吃得过多，因为黑糯米难以消化，儿童最好少吃。

3.黑糯米性温，质黏滞，阴虚内热者不宜食用。

# 益母草煮鸡蛋

**原料**

益母草30克，鸡蛋2个。

**做法**

1. 将益母草、鸡蛋加水适量同煮。
2. 鸡蛋熟后去壳，再煮片刻即可。

**功效**

补血调经，适用于月经先期有胸腹胀痛者。

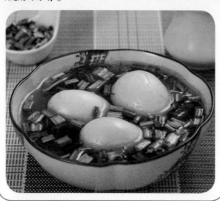

# 孙树侠话食材

【鸡蛋】

蛋黄具有滋阴养血、润燥熄风、健脾和胃等功效；蛋清具有清肺利咽、清热解毒等功效。鸡蛋能改善记忆力，促进肝细胞再生，对心烦不眠、眩晕、夜盲、病后体虚、消化不良、腹泻等病证有较好的辅助疗效。

鸡蛋+大枣：补益气血、补益虚劳。

鸡蛋+苦瓜：促进铁质吸收，健脾。

鸡蛋+茶叶：刺激胃，不利于消化吸收。

鸡蛋+柿子：生成结石，引起腹痛、腹泻。

# 孙树侠话粥膳

益母草煮鸡蛋并非对所有的痛经患者都有效，根据痛经患者的临床表现不同，痛经分为气滞血淤、寒湿凝滞、肝郁湿热、气血虚弱、肝肾亏损五种证型，而益母草煮鸡蛋最适合于气滞血淤型痛经患者食用。